平衡 生命重在

姚勤文 著

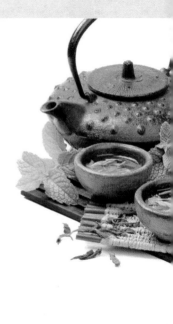

上海交通大学出版社
SHANGHAI JIAO TONG UNIVERSITY PRESS

内容提要

《生命重在平衡》从中医学和心理学等角度出发，结合作者多年来与疾病做斗争的经验，对生命平衡的科学内涵做了深入浅出的探索，并引证了国内外大量新颖研究成果，较系统、全面地对生命健康的新理念，提出了"重在平衡"的崭新理念和许多新见解。全书内容丰富、结构合理，分为七章，重点论述了生理平衡、心理平衡和社会适应平衡。既有科学理论的可靠依据，又贴近生活实际，富有知识性、趣味性和可读性。文字流畅，深入浅出，通俗易懂，相信读者定能从中获得有益的启迪。

图书在版编目（CIP）数据

　　生命重在平衡 / 姚勤文著 . — 上海：上海交通大学出版社，2021.11
　　ISBN 978 - 7 - 313 - 24562 - 5

　　Ⅰ.①生… Ⅱ.①姚… Ⅲ.①中医学－医学心理学－通俗读物 Ⅳ.①R229-49

中国版本图书馆CIP数据核字（2021）第193511号

生命重在平衡
SHENGMING ZHONGZAI PINGHENG

著　　者：姚勤文

出版发行：上海交通大学出版社　　　　　地　　址：上海市番禺路 951 号
邮政编码：200030　　　　　　　　　　　电　　话：021-64071208
印　　制：当纳利（上海）信息技术有限公司　经　　销：全国新华书店
开　　本：880mm×1230mm　1/32　　　　印　　张：8.75
字　　数：194 千字
版　　次：2021 年 11 月第 1 版　　　　　印　　次：2021 年 11 月第 1 次印刷
书　　号：ISBN 978-7-313-24562-5
定　　价：58.00 元

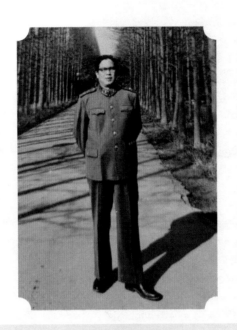

作者军旅留影

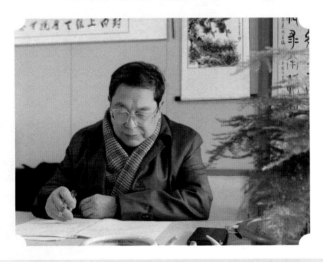

作者潜心研究医学、教育和儿童心理学时的留影

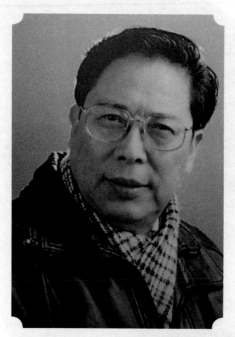

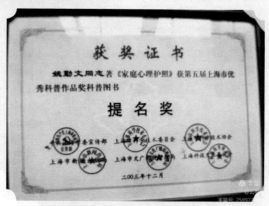

作者 2002 年在出版《家庭心理护照》时的留影，《家庭心理护照》视角独出，主题突出，贴近生活，深受读者欢迎，获得第五届上海市优秀科普图书提名奖

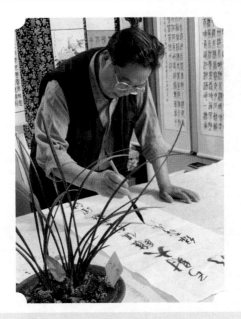

作者业余喜爱练习书法

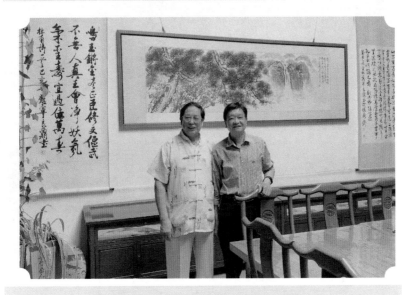

作者与书画名家严军老师的合影

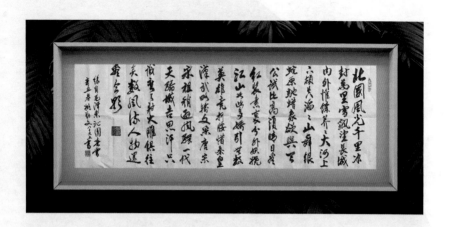

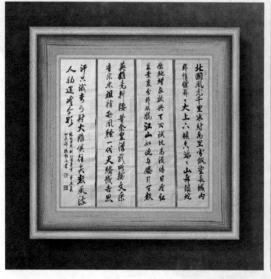

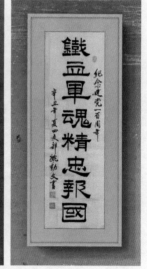

作者的部分书法作品

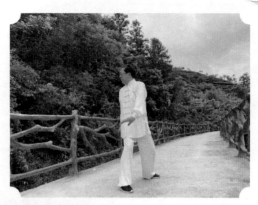

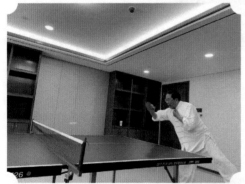

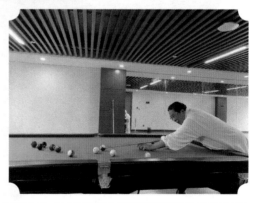

作者虽已耄耋之年,仍每天坚持锻炼身体

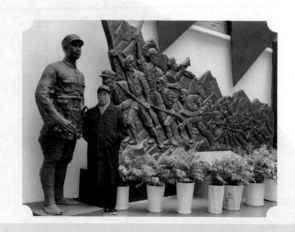

作者旅游时的留影

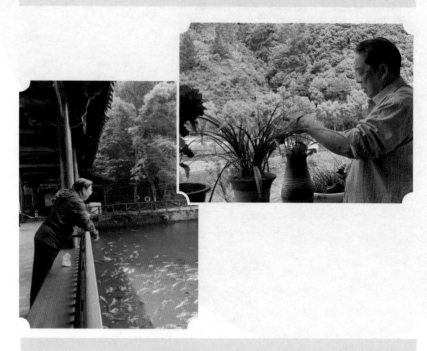

作者闲暇时侍弄花草、喂鱼陶冶情操

作者其人其文

　　姚勤文同志是一位长期从事心理学研究的军休干部，他早年学医，参军后当过医生，做过参谋，后来又改行从事部队政治工作，做过秘书，担任过师宣传科长、集团军秘书处长、大军区政治部政治工作研究室研究员。他从 1970 年开始研究心理学，坚信思想工作必须"一把钥匙开一把锁"，并且结合工作实际做过大量调查研究，写过若干调查报告。从军 30 多年，因工作成绩突出先后多次立功受奖，后因积劳成疾，身患重病，于 1986 年提前退休，回上海市徐汇区军休所安置。回沪后，他退而不休，积极参加社区志愿工作，光荣当选为上海市徐汇区第十二届人大代表，并被聘为徐汇区人民教育督察员、高级心理咨询师和客座心理学教授。

　　他喜欢哲学，善于带着问题潜心钻研心理学。50 多年来，他结合社会实际，深入研究各种现实生活问题，笔耕不辍。在报纸杂志上先后发表医学心理学、教育心理学和儿童心理学等方面的文章数百篇，在上海《解放日报》副刊"身心健康"专栏上连载了 4 年心理专题文章，后汇集成 40 余万字的《家庭心理护照》一书，于 2002 年在上海辞书出版社出版。由于作品视角独特，观点新颖，题材贴近百姓生活，紧紧围绕家庭生活"健康"与"教育"的两大永恒主题，理论与实际相结合，与读者面对面地进行交流与探讨，深受广大读者的欢迎，连续畅销近 20 年，同时获得上海市第五届优秀科普作品图书类提名奖。老首长、原中共中央政治局委员、中央军委副主席迟浩田上将还亲笔题词"与时俱进，再创佳绩"，给予鼓励。2005年11月，作者应邀出席有30多个国家和地区150余名知名专家、教授参与的第五届上海《为了孩子》国际论坛，会上发表的《儿童心理健康不容忽视》的论文获得上海市第三届家庭教育优秀成果奖。

《生命重在平衡》是他长期对生命科学潜心研究的又一新作。作者博览群书，知识面广，对哲学、中医学、现代医学、心理学、教育学及营养学等学科均有研究与思考，以其坚实的理论功底，运用辩证思维，对生命平衡的科学内涵做了一次深入的探索，并引证了国内外大量最新研究成果与数据，较系统、全面地对健康生活新理念提出了一些新见解，无疑对广大读者的身心健康与日常锻炼具有现实的指导意义。

收到本书清样后，作者把它发给了一起生活了几十年的老战友和好朋友，请他们雅正，以便修改提高，不料反响强烈，下面就引证其中一些观点。

老战友毛林坤说，您发来的电子稿我认真读了两遍，受到很大启发，我虽然年龄比您小些，但也已在养老，您的经验非常值得我学习借鉴。您从自己的实际出发，写的都是亲身经历和自己的感受，所以读了感到很真切。书中观点新颖，符合生命规律，见解深刻，逻辑清楚，论证严密，说理透彻，紧密联系实际，语言简明易懂，文风清新悦人，这是一本有关生命平衡的好书，也是一本生动的教材。

老姚，祝贺您，向您学习，向您致敬，向您致以最崇高的军礼！望您更加关爱自己，更加健康，让生命的道路走得更远更远，再创奇迹！

又一位老军工朋友说，文，实实在在，阅后使人增长知识、增进思考。姚老，勤观察、善思考，有见地、高水平，健康人生新理念，是我等十分敬重的长者。

还有几位老战友这么说：认真拜读了本书，既有高深理论，又结合精彩生动的自身实践，有理有据，读后令我受益匪浅，深表感谢！望多保重身体，注意休息，安度晚年！

前　言

　　"生命重在平衡"这一富有哲理的命题，是我在长期与疾病做斗争的过程中"悟"出来的。尽管起初只是一种感性认识，但久经疾病的反复折磨，才真正领悟到生命平衡的极端重要性，唯有生理、心理和社会适应都处于稳态的平衡，人的健康才能得到有力的保障。

　　我这辈子也真是多灾多难不太平，前后生过四场大病：1963年患两球后视神经炎，差一点让我双目失明；1979年得了重症肝炎，怀疑亚急性重型肝炎，医院下达过病危通知，我也差点送了命；2003年"非典"期间，又得了忧郁症，差点走上绝路；最折磨人也最痛苦难忍的是2007年因免疫功能衰退，带状疱疹在我左侧内耳爆发，高烧5天持续不退，病毒侵袭了大脑，左半球7对脑神经（视觉、听觉、嗅觉、味觉、前庭、动眼、面神经）几乎全瘫痪了，平衡严重失调，站都站不稳，更别提走路了，眼歪嘴斜，脸面瘫痪得不成样子，经10次住院治疗，14年持续抗病，虽已基本康复，但仍有不少后遗症。现在回忆起来还真有些"后怕"！的确，一场大病，一次生命的大失衡，血的教训实在太沉痛了！

　　病痛光停留在感性认识上不行，要战胜它必须靠科学知识来武装，方能上升到理性的高度，弄懂、弄通生命平衡的基本原理。这一点，既得益于一生的知识积累，还应感谢疾病对我的召唤，让我下定决心要对生命科学做一次有益的探索。

好在我前半生的工作，同这个"平衡哲理"既相关又相通，因此探讨起来就方便了许多。我长期从事军队政治工作，20世纪60年代攻读哲学，70年代开始攻读心理学，这两门学科让我受益匪浅，不仅使认识水平有飞跃性提高，而且为身心健康和战胜疾病提供了强大的精神武器。重症肝炎康复后，组织上出于爱护，决定让我提前退休，我当时还未步入知天命之年，正是风华正茂之际，真是想不通，可后来仔细分析还是健康第一，退休可以"退而不休"，可以充分发挥自己的专长，做时间的主人，干自己感兴趣的事。安置妥当后，我就集中主要精力钻研医学心理学和教育心理学，果不其然，只要"钻进去"，到时候就可以"冒出来"。功夫不负有心人，老天爷是公道的，同时也顺应了前进道路上"前面关了一扇门，旁边可以另开一扇窗"的老话。的确，路是人走出来的，遇到阻拦，可以迂回，继续探索向前。当我潜心研究心理学之后，社会生活中许多话题，就不断地跃入了脑海，责任感逼着我去探究与解答。此后，我笔耕不辍，贴近百姓生活，先后在报纸杂志上发表了数百篇有关医学心理、教育心理和儿童心理的文章，让我在心理学领域里闯出了一片新天地。

现我已耄耋之年，而且身体还伴有后遗症，那为什么还要撰写《生命重在平衡》这一专著？应当说与名利已毫不相干，主要出于两方面的考虑：一是社会的需要，这是心理学研究工作者的责任；二是新课题、新理念引发了我的挑战欲。尽管世界卫生组织对健康提出了明确的定义，但其丰富的内涵还有待深入解读，绝大多数人仍停在"不生病就是健康"的旧观念上，这就需要加以普及与提高。尤其是进入 21 世纪后，人们仍以"生命在于运动"的健康观作为行动的指南，这不仅不符合"生命重在平衡"的客观规律，而且对老年人还有误导之虞。在此情况下，提出一个有明确指导意义的新理念，比千百个具体的健身提示要重要得多，"生命重在平衡"的理念也由此应运而生。

我认为，自己健康是美德，传播健康理念是公德，如果读者能从书中获得一些有益的启迪，我将感到十分欣慰！另外，对一个年迈的老人，要单独完成这一重大命题的专著自然也是一次新的挑战，既有难度，又有高度，它涉及面很广，同生命科学相关的学科知识，如中医学、现代医学、心理学、教育学、运动医学等都有关联。我不仅要了解基本常识，而且还应掌握前沿研究必要的新成果。许多似懂非懂的课题，需要一个个去求知探索，只有真正弄懂、弄通了，才能进行理论的组合与创新，避免犯错误或误导。为此，我带病多年认真研读了大量中外相关的著作，查阅并引证了相关的科研资料与数据。的确，对于身体欠佳的老人而言，这无疑对体能和智能都是一次强有力的挑战，许多老战友都劝我要量力而行，该挂"免战牌"了，我却为自己能老有所学，老有所专，为探索"生命平衡"提出新的理念、新的见解，而深感老年生活充满活力而高兴。每当一个个难关被攻克之时，我不仅感到自己心理还年轻，而且感到智能、潜力还可以有挖掘的余地，只要心灵不老，学习求索就永无止境。现在难关已被攻破，已到了"丑媳妇要见公婆"——与读者见面的阶段了！

为了便于读者阅读，根据逻辑推理，我把本书分成七章来撰写。

第一章"平衡是中医学的根"，这是理论依据之所在。中医学积2000多年的经验，已有一套完整而特殊的理论体系，"阴阳平衡"不仅是中医学理论的核心，而且贯穿养生和医疗的全过程，中医养生学已经达到"道"的高度，普及推广相关经验，的确具有现实指导意义。

第二、三、四章，分别论述生理平衡、心理平衡、社会适应平衡的科学内涵，这"三大平衡"，也就是世界卫生组织健康定义的三大重要组成部分：生理健康是基础，心理健康是灵魂，社会适应健康是最高层次。生理健康和心理健康都是生命健康不可或缺的，但最终目的是为了与社会相适应，实现人生的价值。与社会和谐相处是人生的最大追求。因此，社会适应健康自然是生命健康的最高层次。

第五章"平衡失调"，这也是生命平衡应有之义。生命不可能永远健康、永久平衡，平衡是相对的，无论是生理的、心理的，还是社会适应的，都时刻处于动态，或是在稳态的平衡调节之中，绝对的平衡几乎不存在，总是旧的平衡一被打破，新的平衡就会在原来的基础上重新建立起来，这是生命平衡的根本法则。这也同新陈代谢规律一样，旧的不去，新的不来，一旦代谢停止了，生命也就终止了。

第六章"平衡管理"，也就是健康管理。平衡管理是健康观的重要内容，也是生命平衡必不可或缺的重要部分。平衡管理绝非老年人的"专利"，而是贯穿生命的始终。

从某种意义上讲，人从甫一出生就一步步地走向死亡，看起来很消极，其实这是生老病死亘古不变的定律。所以，健康管理绝不是等到生病之后才去管理，因为每个人的健康资源都有限，早管比晚管好，会管比不会管好。如果等到病了、资源"亏空"了或者老了再去管，请问，那还有多少资源可用？到了老年就不只是资源管理的问题了，而是要想方法，"省"着点用，悠着点用，到那时就像蜡烛头快烧光了，你还有多少"本钱"可以花？

健康管理就是预防在先，凡事预则立，不预则废，正如神医扁鹊所说："上工治未病"。仔细分析一下，为什么有的人长寿，有的人短命？除遗传基因外，同自身生活方式的好坏密不可分。以往虽未提到健康管理的高度，但会不会生活与工作大不一样，聪明人不但重视健康投资与管理，而且还懂得劳逸结合，张弛有度；而不懂管理的"拼命三郎"，时常疲劳过度、透支健康，那只能"昙花一现"地过早夭折了，这方面的教训难道还少吗？就以世界卫生组织提出的四大生活原则"合理饮食，适度运动，戒烟少酒，心理平衡"来说，讲起来只有16个字，若个人不去抓落实，那健康管理不照样是句空话吗？健康管理就是要尽早地去管理好自己的健康资源，通俗来说就是要管好"原配件"，因为你花再多的钱也买不到"原配件"，所以一定要善待它，爱护它。但管理是具体的、细致的，要一项项落实在生活方式上才行，不能打马虎眼，否则坑害的是自己。因此，从思想上一定要高度重视，要一以贯之，坚持到底，到时肯定有益健康长寿。

第七章"平衡生活超百岁"，这是人生的向往与目标，但真正实现者仍是极少数。这里突出强调了一点，首先你要想活百岁、敢活百岁和会活百岁，如果你连想都没想过，遇上病痛就打退堂鼓了，那怎能活百岁？当然，活百岁绝非目的，唯有健康才有意义。2000多年前《黄帝内经》就明确指出："上古之人，其知道者，法于阴阳，和于术数，食饮有节，起居有常，不妄作劳，故能形与神俱，而尽终天年，度百岁乃去。"古人已讲得十分明白，懂得健康之道的人，都会效法阴阳大道，运用各种方法，有节、有度，既不过之，又不可不及，保持形神合一，平衡适度，就能颐养天年。这里只集中强调两条：一是生活一定要讲究节律、讲究规律；二是生活要讲节制，要讲适度。只要达到了生态平衡，自然也就"适者则寿"了。

至此，对《生命重在平衡》全书内容已介绍完，我的挑战也已告一段落。然而有意义的是，美国科学家对老年人的大脑研究表明，人类智力活动的一个高峰出现在大约70岁时，此时大脑又开始全力工作。随着时间的推移，大脑中髓磷脂的数量会增加，这是一种促进神经元之间信号快速传递的物质，而这种物质的活跃生产高峰在60~80岁。同样有趣的是，60岁后，一个人可以同时使用大脑的两个半球，这可以使你解决更复杂的问题。他们的研究结论是，如果一个人过着健康的生活方式，有运动、可行的体力活动和充分的脑力活动，智力不会随着年龄的增长而下降，而且还会有所增长。所以不要害怕老，不要封锁自己，要对生活充满兴趣，要学习和参与各种文化娱乐、旅游等力所能及的活动，带着这样的想法去生活，所有的美好都会展现在我们面前！

联想到我国古代，大医学家孙思邈在近百岁时完成了医学名著《千金要方》。我在耄耋之年，挑战新著同样感同身受，只要心理不衰老，脑子会越用越灵，潜心钻研不仅能挖掘智能潜力，而且还是疗疾和延年益寿的灵丹妙药！借此，奉劝老年朋友们，要振作起精神，丢掉过去不符合科学规律的"老不中用"的负面阴影，顺其自然，努力攀登生命重在平衡的科学高峰！

总之，健康生活指的是自己的身心要与机体内在和外部的环境相和谐、相平衡，处于一种完好状态。从严格意义上讲，健康生活都是个人的事，谈不上什么共性和规律可言。以上所讲的，只是从宏观的角度做了一些强调而已，至于具体方法，一定要因人、因时、因地而异，因每个人的需求都不一样，通俗讲是"原配件"不一样，所以保养和维护的方法也不一样。正因为这个缘故，根本就不存在一套适合所有人的方法，而是要突出个性，从自身的实际出发，摸索出一套适合自己并切实有效的方法，凡是适合自己的就是最好的，切不可人云亦云，盲目跟风。因为我们所有人，都是要靠自己的生机和活力生活在宇宙之中的，因此不同的人，就应根据不同的条件，按照不同的地域、不同的季节，乃至不同的时辰，尽量使自己与大自然、与社会环境达到和谐相处的理想境界，那就很完美了。

应当说，生命平衡的根本目的在于提高机体的免疫力，它是防病抗衰健康长寿的重要法宝。特别在当前，新型冠状病毒肺炎在流行之际，与病毒抗争主要还靠机体自身的免疫力。因此，本书的出版具有一定的现实意义。

在本书撰写过程中，尽管个人已做了很大努力，但由于生命平衡所牵涉的知识面太多、太复杂，囿于能力所限，书中存在的错误和不当之处，恳请同仁和读者朋友批评指正，不胜感谢！本书的出版得到了上海交通大学出版社领导和编辑的大力支持与指导，在此表示衷心感谢！

姚勤文

2021 年 8 月修改

目　录

绪论　生命平衡的科学内涵.................................1

第一章　平衡是中医学的根.................................9

第二章　生理平衡.................................29

第三章　心理平衡.................................80

第四章　社会适应平衡.................................120

第五章　平衡失调.................................173

第六章　平衡管理.................................195

第七章　平衡生活超百岁.................................221

绪论　生命平衡的科学内涵

　　人们对生命现象的说法有很多，有说生命在于运动，有说生命在于静止，有说生命在于力量，还有说生命在于营养，等等，尽管说法各异，也各有其理，但总有失偏颇。以生命在于运动为例，这句至理名言几乎家喻户晓，非常深入人心，它是18世纪法国哲学家伏尔泰讲的，它从一个重要的侧面反映了生命运动的客观规律，的确对开展体育运动、增强人民体质起到非常积极的推动作用。但随着时间的推移与长期的运动实践，尤其是社会与科学的进步，人们对这句名言，也日渐察觉出其不够科学、不够准确的一面。尽管生命不息，运动不止，生命必须运动，但运动绝非生命的全部内涵，确切地讲运动只是生理平衡的一个重要组成部分；何况这句名言，在运动的实践过程中，对部分老人尤其是高龄老人还造成过某些误导，以致运动过度而引发一些不应发生的事故。作者综观历史和现实，反复深入多年的观察与研究，觉得"生命重在平衡"似乎更符合人体生命科学的客观规律。

　　生命重在平衡听起来似乎是一种新理念，其实，在2000多年前的《黄帝内经》中早就明确指出："上古之人，其知道者，法于阴阳，和于术数，食饮有节，起居有常，不妄作劳，故能形与神俱，而尽终天年，度百岁乃去。"它的意思是，懂得健康之道的人，都会效法天地阴阳平衡的自然法则，有节、有度，既不过，又不及，保持良好的平衡状态，就能达到颐养天年的目的。对于这一古老而又现实的健康理念，人们只要深刻理解其精髓，并亲身去实践，就一定让生命健康达到理想的境界。

正如世界卫生组织对健康所作的定义指出，"健康，不仅指没有疾病或不虚弱，还包括身体的、心理的和社会适应在内的完好状态"。这就清楚地指明，健康不是局限于不虚弱或不生病，健康也绝非单一的，而是多层次的，是身体生理的、心理的和社会适应完好状态，这完好状态就是三者之间相互协调、和谐平衡的状态。应当说，生理健康是基础，心理健康是灵魂，社会适应健康是最高层次，三者和谐平衡了，机体也就整体健康了。

生理健康是人类赖以生存的前提，是基础。身体各个组织器官发育健全，功能完善，各大系统相互协调，相互制约，相辅相成，机体内部生态环境平衡，新陈代谢旺盛，一切生理活动运转正常，机体生理处于动态平衡状态。

心理健康是生理健康的发展与完善，是健康的灵魂。事实上，作为高级神经活动占主宰地位的人，心理健康对健康长寿的影响始终是第一位的，生理健康和心理健康是不可分割的。一个人只有心理健康了才能称之为身心健康，才能与社会的进步和科学发展相适应。从某种意义上讲，心理健康是人生的第一财富，是人格健全、学业成功、事业有成和生活快乐的第一要素。

当然，人是社会的人，必须与社会相适应。随着社会的进步和科学的发展，必然要求人们要与时俱进，跟上时代的步伐。因此，人们不仅要生理健康、心理健康，而且必须具有广博的科学文化知识，适应大自然环境变化和社会快速发展的要求，要勤于学习，善于进取，勇于登攀，努力实现人生的自我价值，为社会作出应有的贡献，这不仅是人生非常强大的精神动力，也是人生最大的乐趣，自然也是人生健康的最高境界。

人体是一个生命的有机整体，身体和精神密不可分，人是社会的一分子，必须与社会发展相适应，否则就无法生存，三者之间互为因果，既有区别，又相互关联。应当说，生理是基础，是健康的基石，只有基础夯实了，才能为身心健康拓展更广阔的空间；心理是灵魂，对生命健康起主导作用，是生命平衡和生命质量的重要标志；社会适应是社会进步和科学发展的必然要求。只有三者都健康了，才能构成机体的整体健康，也只有这样，生命才能充满活力，生活质量才能得到提升，生命才能平衡健康。

近年来，世界卫生组织为了适应社会发展的需要，对健康又明确提出了"四大基石"的要求，即合理饮食、适度运动、戒烟少酒及心理平衡。其基本精神都是强调，你要想健康就必须坚持"适度"与"平衡"的原则。如饮食与运动，都是健康所必不可缺的，但又必须把握好"量"与"度"，太过或不及均有损健康。戒烟与少酒就再明白不过了，烟有百害不能抽，酒可以少量喝，但喝多了就会危害健康。对于心理平衡，其重要性几乎是所有健康方法的总和，心理平衡了，心理也就健康了，身心健康了，生命平衡就有可靠保障了。

总之，人的生命过程是一个极其复杂的过程，从出生到衰老，由生病到康复，直至寿逾百岁，由于因果不同，每个人的谜底也就不同，如何解开谜底，揭露真相，这是生命科学所必须要解决的课题。眼下在谜底未彻底揭开之前，我认为，生命重在平衡的理念，是比较符合客观实际的，是生命健康所必须要把握和坚持的一条重要原则，也是维护生命健康的一种最佳运行机制与平衡状态。当然，平衡总是相对的，无论是生理的、心理的，还是社会适应的，无时无刻都处于动态或叫稳态的平衡之中，绝对的平衡几乎不存在，总是旧的平衡一旦被打破，新的平衡就会在原来的基础上重新建立起来。

新陈代谢活动是生命活动的基本特征，代谢旺盛人体就健康，代谢失衡人体就生病，代谢停止死亡就会降临。人体从出生之日起，就夜以继日不停地在"吐故纳新"，物质与能量的代谢相互依存、相伴而生，物质的变化必定伴随着能量的转移，能量的转移也必然有物质的变化与更新。科学已表明，人体每年几乎有98%的物质更新，只有这样不断地"吐故纳新"，在新的基础上不断地保持动态平衡，生命才充满活力。但是到了中老年之后，随着代谢速率的降低，生命的活力也随之下降，继而衰老与疾病也随之而至，这就是生老病死永恒不变的定律。有生必有死，生生息息，这是生命活动的大循环，在动物世界叫优胜劣汰，在人类则是生老病死，只有这样生息不停，永无止境，人类社会才永不停步，充满活力，这就是生命平衡的根本法则。

再从细胞层面来剖析，细胞是构成人体生命的基本单位。科学表明，人体由60万亿~100万亿个细胞组成，其功能结构就是从细胞→组织→器官→系统，最终才构成生命的有机整体，显而易见，只有细胞健康，人体才健康，只有细胞的生态平衡，人体的内生态才能平衡；反之，细胞不健康、细胞生态不平衡，人体必然会得病。从某种意义上讲，人体只有一种病那就是细胞病，只是反应的形态和部位不同，才定义为不同的病名。细胞分干细胞和非干细胞两大类，还有特殊功能的脑神经细胞和心肌细胞，它们一生不断分裂增殖，老一个、死一个、少一个，所以到了中老年，随着细胞的数量减少和功能衰退，心脑血管病就会成为危害生命平衡的主要矛盾。由于不同的细胞构成不同的器官，自然就有各自不同的代谢规律。就五脏六腑而言，不同的器官由不同的组织细胞构成，其运行规律就"各行其是"，在神经系统的统管之下，有条不紊地在稳态的平衡运行之中。从总体来讲，人生的不同生命阶段，细胞的分裂、衰老和消亡的进程不同，反应在日常生活之中机体的健康状态也就不同。

一般而言，从出生至青年时期，干细胞分裂增殖速度快，细胞代谢速率高，合成代谢占绝对优势，人体快速成长，细胞充满活力，机体健康朝气蓬勃。

到了壮年期，可说是人生的成熟期，细胞新陈代谢处于平衡状态，但干细胞已停止分裂，一部分已开始消亡，大部分也进入休眠状态，机体生命活动主要靠非干细胞维持生态平衡。此时，部分器官代谢水平和功能状态不能与年轻时同日而语，但整体健康仍处于完好稳定的状态。

步入中老年后，状况就大不相同了。随着消化吸收能力的降低，新陈代谢速率下降，尤其是微循环发生障碍，细胞的供血、供氧不足，代谢废物又排不清，细胞的衰老和死亡速度超过了更新的速度，细胞的总数大为减少。据研究报道，到40岁时细胞总量已减少至45万亿个左右，从而导致各组织器官功能减退，以至进入老年后生态平衡就容易发生失调，机体退行性变化加快，诸多器官与系统生理功能难以为继，各种退行性慢性病接踵而至，死亡也随之降临。

科学家在研究衰老的生物化学过程中还发现，机体衰老不单是细胞数量的减少，更重要的是细胞中的线粒体数量减少和线粒体素的降低。据科学家评估，年轻人细胞中的线粒体多达2 000个，而老年人只剩下100~200个，同时线粒体素的活力也大为下降。线粒体是细胞产生腺苷三磷酸（ATP）的主要场所，俗称细胞"能量工厂"，如果线粒体能量供给不上，一切生命活动就会停止。

近年来，随着多位荣获诺贝尔生理学或医学奖的科学家对生命科学研究的不断深入，对生命衰老的机制有了更深层次的认识。他们发现，染色体末端的"端粒"是控制细胞分裂次数的"机关"，端粒的长度决定细胞寿命的长短。通常细胞每分裂一次，端粒就会缩短50~20bp(碱基对)，一旦端粒缩短到只有3 000~5 000bp"关键长度"时，染色体双链就会发生断裂，细胞就会进入衰老或死亡状态，故科学家把端粒称为"生命时钟"。

可喜的是，他们不仅发现了端粒，而且还发现了端粒酶，从而破解了细胞"生老病死"的密码。端粒的重要之处就在于它像一架细胞的"生命时钟"，随细胞分裂而缩短，仿佛一个精确的"计数器"，让细胞准时分裂与凋亡，从而保证了生命健康的有序进行；而端粒酶却像一群勤劳的修复工，能及时将磨损的端粒修复如原，让细胞充满活力永葆青春。科学家研究发现，年轻时细胞内存在一种端粒酶，可刺激端粒不断进行自我修复，将衰老的"时钟"一次又一次地重新设定，细胞液因此得到了保护。但是，衰老时，端粒酶也随之含量降低，端粒的长度随细胞分裂而变短。因此，端粒就会令细胞分裂停止，乃至功能丧失而衰败死亡，这就是细胞衰老和疾病发生的根本原因。

科学已证实，通常端粒酶只存在于干细胞的胚胎细胞中，以促使细胞快速、大量分裂。生命科学前沿的这许多崭新的研究成果，正在为人类的健康长寿不断开辟出无限的光明前景。

当然，机体内部生态平衡的调节是极为复杂的。它不仅会受到外界不同因素的制约，而且内部还有一套健全完善的调节机制。构成机体生命活动的各大系统会各尽所能，各司其职，既相互依存，又相互制约，以维持机体内部的动态平衡。特别值得指出的是，机体内在充满智慧的各个器官与系统，都有一套自我调节、自我防御、自我修复、自我愈合与自我平衡的运行机制与能力，尤其是中枢神经系统、内分泌系统和免疫系统，它们不仅个个都是调节生命平衡的"高手"，更难能可贵的是，它们之间都保持着密切而特殊的"热线联系"，三者之间相互协调，相辅相成，牵一发而动全身：内分泌系统大量分泌激素，掌控机体多种物质配比，掌管着代谢的速率，其精确周全与免疫系统一样微妙绝伦；免疫系统的强大自我防御功能是任何药物、食物都无法比拟与替代的；中枢神经系统的指挥、协调运作与反馈机制，其速度之快速，反应之敏捷，调节之到位，几乎都到了"天衣无缝"的程度。由此可见，机体生命平衡的调节能力是十分强大的，对此，我们切不可低估。正如医学之父希波克拉底在2000年前就指出："患者的医生是患者的本能，医生是帮助本能的。"

人们常说，最好的医生是自己。这句话不仅是一种辩证思维，也符合医学之父指明的客观规律。可是近年来，随着医院检测疾病的仪器越来越先进，所测的数据越来越精细，从而误认为这就是"科学依据"，这样一来，不仅会以此来否定、打击中医的科学性，而且还会把中老年的亚健康当作疾病来治疗，甚至出现小病当大病治，以致让患者误入歧途，极大地束缚了人的主观能动性，限制了机体自愈能力的发挥，把生命健康寄托在医生和药物上，结果患者越治越多，医院人满为患，医生也束手无策，十分无奈。

生态平衡是社会治理的根本法则，同理，也是人体健康的根本法则。要知道人体本能是与生俱来的，内因是变化的根据，外因是变化的条件，外因要通过内因起作用。生命的资源外部提供得最好，也比不上自身消化、吸收、转化成能量来得可靠。自我调节力、自我平衡力和自愈力可以说是生命平衡的"保护神"，如何提高和呵护人体自身的免疫力和自愈力，是维护生命平衡之正道。

总之，人体生命如同宇宙的"小缩影"，上至每年、每月、每天，小至每时、每分、每秒，体内、体外生态环境都不停地在调节与变化中运行。因此，机体的生命平衡可以说是"360°"的动态平衡，从某种意义上讲，生命机体自身就是一个生态平衡"大师"。归结成一句话："宇宙之道在于平衡，生命之道也在于平衡，生态平衡是大自然的根本法则，同样也是人体生命平衡的根本法则。"

第一章 平衡是中医学的根

健康长寿是中医学的重要组成部分，长寿之道是老祖宗文化遗产中的瑰宝。当我们在探讨生命平衡的养生理念之时，自然而然必须认真学习老祖宗的宝贵精华，并同现代医学相结合，相互取长补短，发挥优势，把对生命重在平衡科学理念的认知水平提高到新高度，只有这样才更具科学性、时代性，也更加符合客观实际，对指导人们的健康生活具有更普遍的指导意义。

中医学理论博大精深，它既是几千年医学实践的经验结晶，又是中医学老祖宗经过几千年反复锤炼、发展完善，系统总结出来的一套独特的、完整的理论体系。它把纷繁复杂的世界，用阴阳平衡、五行和谐，既相生又相克，既相互联系，又相互制约的生命平衡的运行机制，以辩证思维为指导，用十分精辟的语言来高度概括；它把人体视为宇宙的"小天地"，人是大自然的一员，和自然有着特殊的不可分割的联系，正所谓"呼吸与天地相通，气脉与寒暑昼夜相运旋"，并把"五脏"与"五行"相对应，"五脏"与"六腑"相表里，而且把"五脏""六腑"各个器官与大自然息息相通、相联系；它对自然、对人体的认识已经达到道法自然的高度。同时，中医学对脏腑功能和生理机制的理解，也完全有别于现代医学解剖部位的单一功能。它的功能内涵要复杂广泛得多，它把生命视为一个密不可分的有机整体，不仅在生理和心理上互相联系不可分割，而且在病理上也密切关联相互影响。当一个脏器功能不健全时，势必会影响或制约另一个脏器，它们之间既相生相克，又生我与我生，既互相依存，又相互制约。可见，中医学理论的科学内涵极其丰富。中医学集医学、易经、哲学、天文学、动物学、植物学乃至心理学等多种学科于一身。从某种意义上讲，中医学就是一种"整体医学""辨证医学"，或叫"生态医学""平衡医学"，它一再强调阴阳平衡，五行和谐，天人相应，形神合一，药食同源，返璞归真。由此可见，平衡是中医学的根。

那么，中医学的健康之道对人体的生命平衡有何指导作用呢？

一、阴阳平衡，五行和谐

这是中医经典著作《黄帝内经》中的核心内容，是中医学理论的基础。

阴阳五行学说是一种"大道至简"的学说。中医学认为，自然界一切事物，都存在阴阳对立的两个方面，它们不仅相互对立，又相互依存，而且相互消长变化，在一定的条件下可以各自向相反方向转化，即"阴阳协调，百病不生"，阴阳失调就百病丛生。正如《黄帝内经》所说，"生之本，本于阴阳，阴平阳秘，精神乃治，阴阳离决，精气乃绝"，可见，阴阳平衡是生命平衡之根本。

《黄帝内经》一开篇，就开宗明义地强调"法于阴阳，和于术数"，这就是中医学所讲的健康之"道"。"法于阴阳，和于术数"，它不仅把阴阳平衡看作是健康之大法，而且还强调要"和于术数"。这个"和"可非同小可，既可理解为五行要和谐，也可以理解为"术"不知其"数"，更是一种中华文化以"和为贵"精神体现，而且还承载着中医学理念的核心内涵。它不仅要求人体自身要形神合一、身心和谐，而且还要求人与大自然、人与社会、人与人之间都要和谐。正如《内经》所说："因而和之，是谓圣度"，这就是老祖宗的高明之"道"。中医学和现代医学不同：中医学讲"和"，现代医学讲"分"；中医学讲"整体"，现代医学讲"解剖"；中医学讲"辨证论治"，现代医学讲"对症下药"；中医学讲"药食同源"，现代医学讲"打针吃药"；中医学讲"三分治疗七分调养"，现代医学讲"有病就治，手术开刀"；中医学讲"健康之道"，现代医学讲"康复治疗"等。有的学者曾对《黄帝内经》和《伤寒杂病论》两部经典之作做过统计，前者"和"字出现153次，后者出现81次之多。可见，中医学讲究"中和""和合""和谐"的理念，早已在2000多年前深深扎根于中医学核心理论体系之中，也正因为这缘故，《黄帝内经》才成为千秋历史的不朽巨著。

五行学说，是老祖宗把世界万物用"木、火、土、金、水"五种元素来概括，自然界各种事物的变化，都是五行运动变化的结果。它根据"五脏"（肝、心、脾、肺、肾）的功能特点与"五行"（土、火、土、金、水）的秉性相对应，"五行"既相生，又相克，既生我，又我生，既相互制约，又相辅相成，从而达到自然生态与人体生态的平衡；当"五行"运行反常之时，就会发生相乘、相侮的关系，从而导致机体生态的失衡。

中医学认为，阴阳五行乃天地之"道"，万物之"本"，宇宙万物都处于阴阳平衡、五行和谐的动态平衡之中，人体生命更需阴阳平衡、五行和谐，所以维系阴阳平衡、五行和谐是中医学的最高原则。

1. 中医学讲健康生活必先讲阴阳

《黄帝内经》说，"人生有形，不离阴阳""生之本，本于阴阳"。人体是由阴阳二气相辅相成的结晶，阳生功能，阴生成形，这就是人体生命的根本属性，只有体内阴阳二气协调平衡，人体才能处于最佳的健康状态；否则，若阴阳轻度失衡人体就会出现亚健康状态，若是重度失衡则会疾病缠身，乃至阴阳离决生命终止。可见，阴阳平衡是人体生命平衡之根本。

为什么这样讲？因为人的生命过程就是阴阳消长的过程。

中医学认为，小孩是稚阳之体，阳气初生，好比初生太阳；到了卯时已成少年，像八九点钟的太阳；到了午时已成青年，阳气旺盛；过了午时已成中年，则阳气渐减，阴气渐长；到了酉时步入老年，则阴盛阳衰，直至阳消阴极，则死亡也就到来。由此可见，生命过程就是一个太极阴阳消长的过程，在整个过程中，阳气的盛衰是生命平衡的关键，所以到了中老年之后一定要注重养阳。因为此时，日趋阳消阴长，阳气运化无力，则气血运行不畅，自然阴浊废物日渐增多，以至废物和毒素滞留堵塞不通而致衰、致病。这就叫"无阳则阴无以化"，到了阳竭阴盛，生命也就必然终止。张景岳注曰"生杀之道，阴阳而已，阳来则物生，阳去则物死"。可见，老年人养好阳、护好阳至关重要，切不可忽视。

2. 以和为本，五行和谐是维护生命平衡的最高智慧

五行和谐是维系五脏六腑生态平衡的最佳运行机制，也是维护生命平衡的最高智慧。

正因为这样，所以讲生命平衡也必然要讲五行生克制约的相互关系。中医学认为，太极阴阳化五行，五行化五脏，五行生克制约是五行和谐的具体体现，五行生克规律是阴阳对立统一规律的具体应用。正如医圣张景岳所言："造化之机，不可无生，不可无制，无生则发育无由，无制则亢而为害，必须生中有制，制中有生，才能运行不息，相反相成。"《黄帝内经》也指出，"五脏者，藏精而不泻也，故满而不实""六腑者，传化物而不藏，故实而不满也"。这两句话，不仅指明了五脏六腑生理功能之差别，又讲明了脏腑之间表里合一，阴阳互补，相互依存不可分离的关系。在正常的状态下，五脏是藏精而不泻的，故机体就能气血旺盛运转正常，为生命提供原动力；而六腑则"传化物而不藏"，"化水谷而行津液"，也就是说，六腑是专门用来消化食物，吸收营养，排泄废物的水谷之道，是"以通为用""故实而不满"。由此可见，五行的生克制约的关系，就是五脏六腑相互协调、相互制约的运行关系。

中医学把人体生命看作是一整机的整体，它把"五脏""六腑"这些生命器官和非生命器官统统纳入"五行"生克制约的运行机制过程中，它既强调整体，又讲究和合，绝不头痛医头，脚痛医脚。五行和谐就是五脏六腑之间，既相互依存，又相互制约，让机体生态处于动态的平衡之中。

3. 饮食有节，是生命平衡的物质基础

中医学特别重视饮食健康，强调"饮食有节"，营养齐全，是历代中医名家倡导的重要内容，也是生命平衡的物质基础。

饮食养生是历代医学家所倡导的重要内容之一。《灵枢·五味》指出，"谷不入，半日则气衰，一日则气小矣。"饮食不足

就不能满足人体气血生化之源的需要，不能保障器官能量之供给，久之必体弱多病。反之，饮食过度，又会气滞血疑，导致早衰致病。故饮必须"有节"，宜定时定量，不宜过饥过饱，也不宜偏食。《黄帝内经》明确指出："人体虽因饮食五味以生，但如过量、过偏，也可因饮食五味以损，即阴之所生，本在五味，阴之五官，伤在五味。"这里既反对饮食过度，过则"饮食自倍，肠胃乃伤"；又反对过偏、过度，则所谓"久而增气，物化之常也，气增而久，夭之由也"。在《老老恒言》中说得更为明白："勿极饥而食，食不过饱，勿极渴而饮，饮不过多。"过多会伤脾胃，而"少食以安脾胃也"！

更可喜的是，老祖宗早在2000年前就提出了"五谷为养，五果为助，五畜为益，五菜为充，气味合而服之，以补精益气"。这实在是祖先对饮食养生之高见，它同现代医学提倡营养均衡，荤素搭配，以保持人体营养供需平衡相一致。古人这一健康食谱，主次分明，荤素合理，既有动物性食品，又有蔬菜瓜果，真是一应俱全，实令人敬佩！

中医学还认为，"百病横夭，多由饮食""饮食不可废之一日，为益也多，为患也叨，多则切伤，少则增益"。食物可调阴阳，人有阴阳盛衰之别，食物因性味不同，以及地域、季节、年龄、个体的不同，就应选择不同的食物，这就叫"一方水土养一方人"。药王孙思邈说："安身之本，必资于食，不知食宜者，不足以存生也。"他不仅是"药食同源"的创导者，而且以其成功的饮食方式被载入史册。《黄帝内经》更明确指出："五味入胃，各归所喜，故酸先入肝，苦先入心，甘先入脾，辛先入肺，咸先入肾，久而增气，物化之常也。"食物以气味辛甘发散为阳，酸苦涌泻为阴，咸味涌泻为阴，淡味渗泻为阳。因此，饮食应根据不同体质及不同的节气状况有针对性选择、搭配，这也是健康生活所必须注重的一个环节，只有这样，才有利于维护机体的生态平衡。

4. 重视睡眠健康，注重阴阳交会，讲究睡眠时机，这是维护阴阳平衡的最佳方式

中医学认为，"眠食二者，为养生之要务""不觅仙方觅睡方""一觉睡熟百病消，补啥不如补睡眠"。所以古人特别推崇睡眠健康，尤以赞赏睡"子午觉"。

在中医学理论中，睡眠与醒寤是阴阳交替的结果，阴盛则眠，阳盛则醒。睡"子午觉"是指子时和午时按时入睡，子时大睡，午时小憩。中医学认为，人有十二正经对应不同脏腑，随着时辰的变换，不同的脏腑就轮流应时"值班"，即中医称之为"子午流注"。

"子时"是晚上十一点至凌晨一点，夜半子时为阴阳大会、水火交泰之际，称"合阴"，是一天之中阴气最重的时候，也是睡眠最佳的时机，最有利于养阴。"午时"是中午十一点至下午一点，此时也是阴阳交会之际，是一天中阳气最旺之时，故称"合阳"，所以午睡小憩有利养阳。子时和午时都是自然界阴阳交替之时，也是人体阴阳之气盛衰转化之时，此时睡好"子午觉"，可以调和阴阳，有利人体阴阳平衡，可起到事半功倍之效。

《黄帝内经》说："凡十一脏皆取于胆"，也就是说，其他脏器功能的发挥，都取决于胆的小阳之气。子时正是胆经当令，胆为少阳经，正如太极中的少阳，即阳气生发之初始。阳主动，是人体生命的原动力，当以阳气初生之时对其养护，助其生长壮大则可获大益。子时为阴阳之大会，阳动阴静，阴阳相济，

人则易于安静入睡，并很快达到深睡状态，故睡好"子午觉"，既养了阴，又护了阳，自然是健康之妙法也。

5. 重视运动，提倡形神兼备，动静结合，张弛有度

中医学的运动有别于现代医学的运动。中医学将运动归纳为养形与养神两个方面，强调形神兼备才是养生之上策。"形"是形成，为生命之"宅"，包括脏腑、躯体、经脉和精血等"物质"；"神"是精神意识之生命活动的"主宰"。

中医学认为，动以养阳，动则养形；静以养阴，静则养神。当然动与静是相对而言，动中寓静，静中寓动，凡有效的形体之动，必少不了精神之静的制约。静与动，本是天地宇宙运动之祖态，万物之态皆由静而动，复又由动归静，因此可说静是一切生机之原本，一切能动之先源。故动为其炼，动炼筋骨；静为其养，静养生机；动为其用，静为其体；动为使然，静为自然。正因为静为动之本，静可制动，若能动静结合，就能形神兼备，形劳而心安，从而达到阴阳平衡之功效；反之，若形神失调，则会引发疾病，若形神分离则生命终止。

中医学认为，神为形之主，欲全其形，先在理神，所以在养形的同时，应更加注重养神。正如《黄帝内经》所说："精神内守，病从安来""精神志平，百节皆宁，养性之本"，这就清楚地指明了养神的极其重要性。同时，《内经》还指出："静则神藏，躁则神亡""静者寿，躁者夭"。《淮南子》也指出："人生而静，天之性也，夫精神气志者，静而充者以壮，躁而日耗者以老"，这里所说的静和躁、充和耗、壮和老都是指心神状态不同，其对养生所起的作用则完全不同。只要心境宁静，清除烦躁及一切烦恼杂念，就能达到清心寡欲，恬淡虚无，心气平

和，顺其自然而颐养天年。正如《养生四要》说："心常清静则神安，神安则精神皆安，此养生则寿。"

但中医学之动，又绝非大动，而是强调要适度的动。因为动以养形在于气血流通，防患未然；动可以通不和之气，使百关气畅，肢体、关节、肌肉得以活动，经脉气血得以疏通，故实为健康之大律，祛病之大法。

陶弘景说："养性之道莫久行、久坐、久视、久听……能中和者，必久寿也。"孙思邈说得更明白："养生之道，无作博戏强用力气，无举重，无疾行。常欲小劳，但莫大疲及强所不能堪耳。"故此，古人开创了许多动静兼养的方法，如气功、太极拳、八段锦、五禽戏等，都是强调全身放松，意气相随，情绪乐观，呼吸均匀，动作和缓，刚柔相济，既调身，又调息，还调心的一种动静相随和谐均衡的运动方式，是值得推崇的好方法。

总之，中医学强调人体是生命的有机整体，所以一再要求形神兼养、动静结合，张弛有度。反之，若顾此失彼，动静无度，必有损健康。正如《一览延龄》中所说："动中思静，静中思动，皆人之情也。更如静中也动观书，动中也静垂钓，无论动静，总归于自然。心情开旷，则谓之养生也。"又说："最静之人，食后也宜散步，以舒调气血。好动之人，也宜静坐片时，以凝形神。"这就从辩证思维的高度把形与神，动与静是一对相辅相成的矛盾剖析得十分透彻，真可谓是"一阴一阳，一文一武，一动一静，一张一弛"，既对立又统一，十分符合人体张弛有度、阴阳平衡的自然养生之道。

6.顺乎自然阴阳之道，重视房室平衡

房室平衡也属于阴阳平衡一个组成部分，在我国已有悠久

的历史。中医学认为，房事生活本乎自然之道，"男不可无女，女不可无男，若孤独而交接者，损人寿，生百病"。在《养性延年录》中又说："房中之事既能生人，也能杀人，男女相依为伴才能长寿。"可见，房事是否和谐，不仅关系到健康长寿，更关系到家庭乃至社会的稳定与和谐。

古代医家认为，房室生活是一种阴阳和合的行为，乃人伦之常，同时又有调和阴阳、协调脏腑气血的作用，因此适度和谐的性生活，不仅有益身心健康，而且还有利于优生优育。但是房事生活要耗精血，如恣情纵欲，势必会耗竭肾精，以致阴阳亏损，气血衰弱而致衰、致病。故古人把节欲保精，当作培育元气、补肾益精、强身健体、平衡阴阳的重要方法。

二、天人相应，顺乎自然

"天人相应，顺其自然"是中医健康理念又一重大原则，就是强调人一定要与大自然相适应、相和谐，这也是"天人合一"的具体应用与实践。

《黄帝内经》首次提出"天人合一""天人相应"的观点，指出："人以天地之气生，四时之法成。"这就清楚地告诉人们，人是自然的人，是由"天地之气生"，所以必须遵循"因天之序"，顺天时而行，也就是说，人的一切生命活动，一定要与大自然一年"四时"的变化相适应，这是几千年来中医学的经验总结。

事实上，人的所有生命活动，一刻也离不开大自然，自然界的变化必定会时刻影响人生的方方面面。如一年"四时"寒热温凉是由阴阳消长变化所形成，所以才有春生、夏长、秋收、冬藏的生物演化的规律。生物的演变是如此，人的健康也然。正如《黄帝内经》指出："春夏养阳，秋冬养阴"，因节气不同，人体气血运行的节律也不同，生活的重点自然也各不同。《素问·咳论》进一步指出："乘春则肝先受之，乘夏则心先受之，乘秋则肺先受之，乘冬则肾先受之。"故一年四季，春天多发肝病，夏天多发心病，秋天多发肺病，冬天多发肾病。因此强调，春重养肝，夏重养心，秋重养肺，冬重养肾，这种"顺时摄养"的原则，完全与四时阴阳消长变化的节律相适应，这就是中医学几千年来经验的积累，是一种规律，也是一种"道"，而且这一规律早已被历史实践证明是正确的。

那么，中医学为什么强调春季要重养肝呢？

中医学认为，肝为"将军之官"，说明肝在"五脏六腑"中位置之重要，而且认为，一年之计在于春。冬去春来，阳气生发，万物生机勃勃，一到春天，自然界的花草树木开始萌发。同样，人体"肝属木，木气冲和条达"，恰恰符合肝之秉性。肝主血，主疏泄。肝的疏泄、条达、气机舒畅正常了，人的精神、心情、气血都畅通了，机体不仅能适应春天的气候多变，而且能为一年的养生打下坚实的基础，否则，若是肝气郁结，郁郁寡欢，肝的疏泄功能势必失调，继而就会诱发一系列反常的症候。由此可见，春季注重养肝，也就抓住了健康的重点。

现代医学已证明，肝是最重要的"生命器官"之一，不仅是机体"三大代谢"（蛋白质、脂肪、糖类）的中心，还是人体物流配送中心，同时，肝还是人体最重要的解毒器官，全方位打造生态环境，对生命平衡起着至关重要作用；机体各种代谢性、器质性乃至功能性疾病都与肝功能代谢水平密切相关，肝脏中5 000多种酶与机体代谢、解毒能力息息相关，各种慢性病、心血管疾病、糖尿病、痛风等，其发生、发展与转化均与肝功能代谢水平的高低密不可分。仅以蛋白质代谢为例，肝利用从肠道吸收进来的原料（氨基酸）合成了大量的蛋白质，血液中的蛋白质基本上都是在肝脏合成的；血液的畅通流动要靠白蛋白引领，白蛋白少了，血液的渗透压就会发生改变，血液中的水就会渗透到血管外来，引起水肿；血液中的钙也如此，是白蛋白牵着钙往前走，哪里需要就往哪里卸，无论是肌肉、骨骼、神经要多少就卸多少；而且特别神奇的是，身体需要多少，肝脏就会及时合成多少；肝主血、藏血，肝还是管理体内血液运输的，它给全身每个细胞按时供应营养和氧气，同时又将代谢的废物送到肾脏随尿排出，从而维护细胞的生态平衡，保持机体的健康。肝的功能数不枚举，老祖宗在每年的春天就把养肝摆在头一位，可见其智慧是多么的高明。

至于怎么养肝？只要注重疏肝理气的总原则，细节就不必多讲了，大方向对头了，具体方法到时就可学会。

那么，夏天为什么要重在养心呢？

中医学认为夏为"火"，与"五脏"中的心属"火"相对应，这也是"天人相应"所不可缺的组成部分。

中医学理论认为，"心主血脉，主神明"。心是"血泵"，是血液循环的"原动力"，到了夏季天气炎热，新陈代谢旺盛了，血管扩张了，血液循环自然就会加快，心脏的负担势必会加重，所以夏季重养心实属情理之中。

可是，中医学为什么还讲"心主神明"？这在现代医学看是难以想象的。但从古到今，人们一直沿用"心知肚明""心想事成""心领神会""心有灵犀一点通"，还有什么"心情""心绪""心病"，以及"病由心生""心病要用心药医"等词语，这到底有什么道理？难道"心"就是生命之源、生命的中心？

　　由此，也让我们联想到古人提出"夏重养心"的智慧是何等的超前与神奇！至于如何养心，则应以调养气血为重点，多吃一些红色、味苦、清凉但又不过凉的食物，以及适度运动等，具体方法就不必——细说了。

　　那么，秋季为何要重在养肺呢？

　　应当说秋"燥"，是秋天最易伤人之邪气，按"五行"学说，秋属金，与"五脏"的肺相对应。肺是人体器官中唯一与外界相通的，肺为"华盖"，有"肺为娇脏"之称，它处于五脏之"顶"，最易受到外界气候变化的影响，"秋三月，主肃条"，虽秋高气爽，却带来风邪与干燥，每当秋风扫落叶之时，人体就会出现口鼻干燥、咽喉肿痛，乃至干咳少痰，中老年女性更有皮肤干燥、大便秘结等症候，这一切的"元凶"皆源于秋"燥"，难怪有"多事之秋"一说。正如《黄帝内经》指出："秋冬养阴""秋令之应，养收之道。"

　　中医学还认为，"肺与大肠相表里"，故秋天也易诱发便秘，因此秋天应多喝水，多吃蔬菜水果，这对润肺、通便、降浊多有裨益。因肺主"宣发"，除注重收养之"道"，还应重视情绪调节，开怀大笑，心情舒畅，不仅能生发肺气，净化心灵，而且还能升降气机，驱除抑郁，达到调和心肺气血之目的。

　　到了冬令时节，"天人相应"，肾在五行中属"水"，自然就强调冬重养肾了。

　　肾为先天之本，冬为"收藏"之季，故有"冬令进补，来年打虎"之说。中医学认为，"肾主垫，封藏之本"，肾藏精主水，主骨生髓，肾气足，肺朝百脉，营卫气血，营养全身，筋骨强健，精力充沛。反之，若肾气不足，会导致水液代谢与运输不畅，乃致血液循环受阻，肺的肃降功能下降，因而容易发生腰膝冷痛，易感风寒，夜尿频多，头昏耳鸣，眼睛水肿、有黑眼圈等阴虚症候。

现代医学证明，肾脏是人体最重要的排毒器官，肾功能的好坏与机体代谢水平的高低密不可分。资料表明，全身的血液每小时要经肾脏过滤约20次，让血液中的垃圾、毒素及时从小便中排出，从而确保机体代谢的正常进行，保障生命的健康。但是，随着年龄的衰老，肾功能下降，尤其是肾小球功能从50岁开始下降，到75岁时过滤能力只有30岁时的一半。由此，老年人的利尿功能和憋尿能力就大为下降，势必就会引发尿频、尿多、尿失禁，乃至各种慢性病，甚至尿毒症的发生。同理，男性的前列腺增生，也是中老年男性的常见病，照样会影响小便的通畅，其实这也是肾虚的一种外在表现。

当然，中医学所指的"肾"，绝非现代医学生理解所指的解剖学肾脏，它内涵丰富，包含生殖功能及机体盛衰，故中医学认为，中老年人尤其是老人，普遍都有肾精、肾气亏虚的现象。所以如何调理、如何补肾养肾就大有学问。如果真的出现了肾亏、肾虚，而且症候也较多、较重，那应当请老中医辨证施治，但在通常情况下还是以"食疗"为上策。

中医学认为，冬季属"冬藏"，是补肾、养肾的好季节。五行中肾主水，五味中咸入肾，五色中黑应肾，这就为我们指明了如何养肾的大体方向。肾虽有先天之元气，但其精气主要还是赖于后天水谷精微的滋养；冬天气温较低，机体代谢速率较缓，故适宜进补；肾喜温，故可多食用一些羊肉、鸡肉、黑芝麻、板栗、枸杞、核桃、大枣一类的温性养阴助阳的食品，但一定要讲究节制，绝非多多益善，而贵在慢火"封炉"效应。此外，自然还应重视情志调养，起居调节，适度运动等。

总之，天人相应，顺应四时，人与自然是不可分割的有机整体，每时每刻都与自然界有着物质、能量、气息等多方面紧密的联系，人生于自然，必应顺乎自然，此乃"以自然之道养自然之身也"！

三、注重适度，讲究平衡

中医学十分重视"适度"原则，其实，注重"适度"就是讲究"平衡"。

世间一切事物，都有一个"度"的极限。"度"，就是讲分寸、火候、水准。正如：瓶满则溢，半瓶则晃；只有"炉火纯青"，厨师火候才到家；过与不及，均达不到水准；反之，"物极必反"几乎是人人皆知的常识。

这里所讲的"适度"，无论饮食、睡眠、运动、用脑、娱乐、房室等均不例外，"过了"都不利健康，"不及"也不能满足需求，都不利于机体生命平衡运行机制的正常发挥，无论供求过度或不足，均有失偏颇。历代医家一向认为，"凡口鼻目耳四肢之欲，虽人之所不能无，然多而不节，危害匪浅。"《吕氏春秋》也说："耳目鼻口不得擅行，必有所制。"《黄帝内经》则概括为，"过用病生""凡物之用极皆伤也"。所以中医学反复强调，无论是内在的，还是外在的因素；不管是突然的，还是偶然的；不管是过度的，还是剧烈的；不管是隐秘的，还是潜伏的刺激，只要超越了机体生理功能应有的限度，均会对机体的生命健康造成不利的影响，轻则引起功能衰退，重则造成伤害，只有"适度"，才能确保生理的、心理的和社会适应的平衡。

那么，如何去把握"适度"？对此，我国唐代大医学家、药王孙思邈有一形象的比喻，他把"度"比作"啬"。所谓"啬"，就是吝啬小气，不大手大脚，就在于要爱惜自己的精、气、神，不轻易浪费；若可以用三分精力完成的事，就绝不用七分，更不用八分和九分，若用之过量就是耗精神，浪费了精力。他认为，人的精神、气血有限，必须处处注意摄养爱护；你若做任何事情，都用足十分精力，十分卖命，那就是滥用自己的精、气、神，那么到了真正需要你全副精力投入时，你就会感到力不从心，甚至功亏一篑。"啬"的反面就是毫无节制，随意透支，久而久之，必耗神伤精，乃至夭殇折寿。历史与现实生活中这方面血的教训屡见不鲜，的确应引以为戒。

特别值得指出的是，中医学尤为重视情志调养。它认为喜、怒、忧、思、悲、恐、惊的"七情"变化与身心健康密不可分。虽然喜、怒、哀、乐是人之常情，但过剧了均会伤身，所谓"乐极生悲""暴喜伤阳"，"喜怒过多，神不归室"，日常所见一怒之下脑卒中了，一惊之下精神失常了，这都是情绪失控所致。中医学认为，"七情"属五脏称"五志"，将忧合于悲，惊合于恐，故"七情五志"简称为情志，而情志又分属五脏，即心在志为喜，肝在志为怒，脾在志为思，肺在志为悲（忧），肾在志为恐（惊），故有"喜伤心，怒伤肝，思伤脾，悲伤肺，恐伤肾"之说。凡"七情"失度，心理失衡，外界刺激超越了心理承受的极限，势必会引发身心疾病，乃至死亡的降临。所以历代医学家均主张，"和喜怒以安神气，少思虑以养神气，去忧悲以悦神气，防惊恐以摄神气。"

现实生活中早已发现，快乐就健康，豁达则长寿，抑郁积成疾，"气"真气死人。可见，情绪就是一种"心魔"，当你做了情绪的"主人"时，人体就会因快乐而康健；当你被它牵着鼻子做了"奴隶"时，病魔就会缠身致命。世界卫生组织统计，大部分疾病都和情绪有关，只要我们把控好情绪这个关，我们就可以少得病、晚得病，乃至不得病，即使得了也好得快、好得彻底。正如古人所讲"精神内守，病从安来"道理是一致的。反之，若心情不好，忧愁悲观，对健康、对治病均将百害而无一利。所以，中医学始终把精神情志的调摄摆在健康的首位。同理，在养生的过程中，中医学始终强调，一切生命活动都要讲究一个"度"。凡事"适度"了，也就"平衡"了，这也是中医学的精髓之一。

四、食药同源，医养结合

食药同源，医养结合，这是老祖宗留下的又一宝贵遗产和养生特色，它不仅充满活力，而且具有丰富内涵。

早在远古时代，就有"神农尝百草"的传说，到了公元前221年，我国第一部医学宝典《黄帝内经》中就记载了13个中药方，其中药膳方6个，可见汉代就有食疗了。到了唐代，大医学家、药王孙思邈在公元282年撰写了《备急千金要方》有一卷就专论"食治"，之后又在《千金翼方》中做了许多验方补充。公元713年，最具盛名的医学家、食疗创始人孟诜，又编写了一部《食疗本草》。直至明朝，大医学家李时珍，又集古代医学之大成，出版了一本中华医药之大全《本草纲目》，可以说这是一部集食疗学和中医药学精华的百科全书。之后，又经过几百年，不知有多少中医学家的继承发展，才成为当今中医学完整的、系统的、独特的理论体系宝库。这都充分说明"食药同源"不仅历史悠久，源远流长，更是经过千年实践证明是科学的、有效的，是值得信赖和推崇的。为吸取其精华，特提出以下参考建议。

（1）民以食为天，食养固其本。中医学认为，"脾胃为后天之本"，故健脾和胃，饮食调养当养生之要务。所以人的一生，只有通过饮食五味，消化吸收营养精华，才能滋养脏腑，补益气血，壮筋强骨，人体才能健康。食物既无药性之强烈，又不会伤人之正气，故食物是强身健体之本源。

（2）食疗扶其正，"上工治未病"。中医学一向认为，"祛邪用药，药补不如食补"，"先用食疗，后再药疗"。食疗在我国已历史久远，这是老中医和老百姓，长期与疾病作斗争所探索总结出来的宝贵经验。

中医学还非常重视"上工治未病"，这既是防重于治、有病早防早治的具体方略，更是中医学千百年来的宝贵经验。名医扁鹊就曾讲过一个典故，他家三兄弟，数他医术最差，是治已病之病，而大哥却是治未病，要比他高明得多。既说明"治未病"之重要，更说明中医之独到。

说到食疗，就不得不提及唐代名医、食疗养生学家孟诜。他对五谷杂粮、蔬菜瓜果等各种食物的功能、性味、归经作了精心的研究，最终在无数的食物中遴选出那些性味最平和、营养又丰富的食物，既可保障人体营养所需，同时又能起到防病的作用。自从发现这个"秘密"之后，他就广泛搜集了241种"食药同源"的食品，通过精心分析，认真总结，编写成我国第一部《食疗本草》的专著。书中详细记载了各种食品的性味、药用价值，以及食用方法等。如，黑豆，令人生长，又益阳道；萝卜，服之令人白净饥细；鸭肉，主补中气，消食，补虚；鲫鱼，食之平胃气，调中益五脏，等等。其种类之齐全，疗效之醒目，一应俱全，经过多年推广应用，已在民间广泛流传。

当然，食疗也应掌握其机制，方可"水到渠成"，收到疗效。正如药王孙思邈所说："凡俗治疗，先以食疗，食疗不愈，后乃用药。"食疗要应四时，根据四时节气、人体特点、食物性味，有针对性选用，否则，用反了不但无益，反而有害；食疗必须持之以恒，方能奏效，凡具有养阴补气功能的药食，必须长期坚持才能收到补益，否则虚晃一枪毫无意义。食疗方法虽简便易行，但一定要因人、因时、因地、因物、因病之宜方显其功，否则，时令不对，食材又不新鲜，食物搭配又不得当，势必达不到应有的功效。

（3）药疗祛其邪，"三分治疗，七分调养"。中医治病积几千年之经验，独具特色，它运用"四诊"——望、闻、问、切，辨证论治，扶正祛邪，调理阴阳，平衡气血，坚持三分治疗七分调养，治病求其本等独到手法，尤以对慢性病的疗效显著，深受病家的欢迎。

中医学提倡"不治已病治未病"及"三分治疗，七分调养"的理念，就十分重视人体自身的自愈潜力的挖掘与发挥。这一理念不仅高度概括了中医学以调整阴阳平衡，注重阴阳消长，维护机体生态平衡的整体观，而且顺其自然，让机体慢慢增长抵抗力，从根本上达到治愈之目的。这种理念不仅治病如此，养生亦然，非常可贵。

事实上，大自然和人体的阴阳消长变化无处不在，无时不在调节和动态平衡之中，可以说，人的生命过程就是处于一个阴阳消长、盛衰变化的动态平衡过程之中。无论是内因的先天不足，还是饮食不节、起居失常、劳逸失度、情志不遂、压力过大，归结到一句话，生活方式不健康，必然会对生命的平衡起着举足轻重的影响。同样，外因的一年四时节气的异常变化，"六邪"——风、热、暑、湿、燥、寒的过激，尤其是社会生态环境的失常，空气、水、粮食、蔬菜、瓜果等的污染，对人体生态平衡会造成严重的威胁，必然会对生命健康造成严重的危害。

总之，人来自大自然，大自然的变化与人体健康息息相关，若是大自然生态遭到人为的破坏，迟早会让人类受到惩罚！由此可见，人与自然生态的平衡是相辅相成的，生态系统的平衡就像一张"网"，环环相扣不可分离。毕竟，人也只是生态大网中的一个"结"，也必须依托于其他"结"才能生存与发展。如果人类与周边环境断了线、脱了节，人类的生命健康势必就会失去平衡而受到威胁。事实上，当今大自然的空气污染，酸雨增多，温室气体和全球变暖，臭氧层变薄和紫外线辐射增强，水资源欠缺，大面积土地沙漠化，等等，这一切都几乎与人类对生态网不同程度的糟蹋相关。从某种意义上说，保护大自然的生态平衡，也就是保护了宇宙、天体和人类和谐相处的平衡，这种人与大自然生态的大平衡，自然是一种更高层次的生命平衡。当我们在探讨生命平衡之时，就应跳出条条框框的局限性，登高望远，才能进一步认清生命平衡的本质，跟上社会进步与科学发展的步伐，与时俱进，探索出更加符合客观实际的生命重在平衡的科学理念。

第二章 生理平衡

生理平衡是机体生态平衡的基础，这一点我们在探讨世界卫生组织对健康的定义时已经提到过，可见生理平衡是机体三大平衡（生理的、心理的和社会适应的平衡）必不可缺的重要组成部分，机体生态"三大平衡"了，机体也就健康了。

生理平衡的内涵极其丰富。当我们探讨生命重在平衡的命题时，不仅要搞清什么是生理平衡？更重要的是要弄清怎么样才能生理平衡？只有这样，我们才能把认知水平提高到符合客观实际上来，才能认清今后必须把握的方向。

应当说，生理学家们对人体的生理结构及其功能的研究已经十分深刻，已取得非凡的成就。但相对而言，对大脑中枢神经的功能潜力等认识还有许多尚未开垦的"处女地"，对生理生化过程中产生的衍生物及其相互的功能作用等还有许多未知数，如特异功能到底是咋回事？心到底是否"主神志"？机体"自愈力"如何运作与开发，许多疾病的发生机制及治疗手段均需进一步提高等，这一切都有待科学家进一步探索与研究。总之，人类对自身生命科学的认知还任重而道远！

那么，生理平衡究竟涵盖哪些内容呢？经仔细分析研究和权衡，大体有以下八个方面，即营养、水、机体代谢、睡眠、运动、内分泌、性生理和肠道生态平衡，现简要分别论述如下。

1. 物质代谢的营养平衡

营养是生命平衡的物质基础，没有营养，生命健康就不复存在。人的生命过程，从某种意义上讲，就是物质营养不断新陈代谢、"吐故纳新"的动态平衡过程。人之所以能维持生命，进行学习、工作、劳动创新，靠的就是营养的支撑，它既可影响健康，又可左右思维、品质和智力水平，直至关系到整个民族的素质。正如法国一位学者所说："一个民族的命运，要看她吃的是什么和怎么吃"，真是一语就道破了天机。自古以来我国也有"民以食为天"之说。

那么，何谓营养平衡，其现状与问题是什么？

营养平衡指的是供给机体的营养素要合理、均衡。它包括基础营养素（或叫常量营养素）和微量营养素（或叫补充营养素）两大类。

基础营养素，即通常所讲的蛋白质、脂肪、碳水化合物、纤维素等，主要通过合理膳食获取。

微量营养素，如维生素、矿物质，尽管所需量很少，但却是细胞代谢更新所必需的辅酶、激素和抗氧化剂，是绝不可缺少的重要元素，故需要适量补充。

营养平衡主要是指机体对这两种营养素所需要的量与其消耗的量要平衡。

当我们在探讨如何实现营养平衡之前，先还是直奔主题，即人们的日常生活到底该怎么吃、吃什么和吃多少的问题，这不仅是直接关系到健康的头等大事，而且还包含许多值得深思的科学内涵。

俗话说，病从口入，要想确保健康就必须严格把好饮食这一关。据医学统计，我国70%以上的疾病与饮食不合理密切相关。英国科学家的研究结论显示，全球早逝群体中有47%源于饮食失衡，人们应建立起以合理膳食为基础的健康生活方式，发展中国家人的寿命可增加16岁，可见饮食合理的重要性。更具说服力的是，我国人民在改革开放前，尽管生活还较艰苦，但疾病却比现在要少得多，可是改革开放后，随着生活水平的提高与"西化"，由于营养过剩，不仅肥胖人群大量增多，而且疾病还向低龄化蔓延，医院人满为患，以至在《2000年世界卫生报告》的健康评估中退至倒数第4位，这是多么严重的教训！所以怎么吃，的确大有学问，弄不好就会出大问题。

人们不得不反思，为什么生活水平提高了，疾病反而增多了，这是什么缘故呢？这就不得不从社会生态网上去分析。人类的食品处于食物链的顶端，如果环境被污染了，食品安全不就成了大问题？试想，我们成人一天大约要吃1.5千克食材（不含水）。如果活到80岁，就要吃将近40吨。想象一下，这么多东西吃进肚子，会产生什么样的变化？自然，健康食品能转化成强大的生命正能量；反之，就会成为自由基的"帮凶"，对健康造成极大的危害。这不是在吓唬人，这是摆在人们面前活生生的现实，难道还不值得深思和反省吗？

至于怎么吃才营养平衡，这是营养学家的事，我不想展开来讲。我只想提醒一个问题，那就是荤素比例。在东方人看来，以二八开较合适。问题不是比例多少，而是出在对果蔬功能的认知上。中国人的膳食，传统习惯就以素食为主，荤素搭配，为世人所赞赏，但水果却吃得太少。世界著名的抗衰老研究专家、生物化学家埃姆斯说："如果你不吃蔬菜、水果，就等于在慢性自杀，因为这样会把你身体暴露在无谓的细胞损害和癌症的危险之中。"科学已证实，在许多蔬菜、水果、豆类植物及谷物中，除含有丰富的营养素外，还含有上千种抗氧化物和提高抗氧化物活性的物质，如生物类黄酮、花青素、果酸、咖啡酸、阿魏酸、没食子酸及多种维生素……这些碱性食物是自然界中最佳的抗氧化、抗自由基、抗衰老的"灵丹妙药"。从某种意义上讲，没有什么别的东西能够像果蔬那样有效地保持身体细胞的年轻活力和抗病能力，它们绝不是大自然中无足轻重的食品，而是巨大的抗衰老的神奇力量。因为年老体弱和疾病死亡的主要原因之一，就是体内细胞抗自由基力量日渐衰退。因此，人体细胞获得抗氧化物数量的多少，就成为氧化与抗氧化平衡的关键。抗衰老权威专家埃姆斯说："只有一个地方你能够找到这些抗氧化物的宝藏，这就是蔬菜与水果，这就是财宝隐藏的地方。"

大量事实已证明，如果你忽视蔬菜、水果的食用与补充，就易造成营养的失衡，会令你患上多种慢性病，尤其是患癌症的机会将成倍增加，而蔬果的补充却具有改变细胞生态和人的生命力的功效。它的确是大自然中难得的抗衰老的强大资源，自然也是日常养生不可欠缺的生活要素。但这里还得补充一句，水果不能替代蔬菜，水果中的糖分较高，必须食之有度，蔬菜中营养和抗氧化力的配比更趋合理，可以多吃。

那么，我们的食物到底吃多少为适宜呢？

科学家已证实，限制热量的摄入量，经常保持适度的饥饿感，能够延缓衰老的进程，推迟退行性疾病的发生，甚至能将你从慢性病中挽救出来。

老年医学专家沃乐福德认为，遵循低热量、高营养的食谱能够延缓衰老，令晚年时一些身体系统的工作能力恢复到年轻时的状态，拓展生命周期，并将患病风险减少一半以上。他说："即使已步入成年或人过中年，你仍可以通过限制吃东西来延长寿命。"如日本琉球的居民，超百岁以上老人的数量，比世界上其他长寿地区都多，患心脑血管病、脑卒中、糖尿病及癌症的比例比日本其他地区低30%~40%，这与他们食用热量少分不开，这是最有说服力的例证。

为什么低热量有如此作用？科学家发现，限制热量能有效降低血糖和胰岛素的水平，这是一种抗衰老的生物学标志，更主要还在于增加修复细胞中DNA酶的数量，增强机体免疫功能，延长白细胞存活时间。相反，吃得太多，机体就会启动胰腺分泌更多的胰岛素来完成食物转化成糖的任务。这既是高血糖、高血脂的发源地，而且还是许多慢性病和心脑血管病多发的"帮凶"。

由此可见，限制热量的摄入量，就从源头上减少了自由基的生成。同时，减少热量又会戏剧般地增加体内抗氧化酶的生成。而这些酶，包括超氧歧化酶、超氧化谷胱甘肽等，都是一些改善细胞生态环境、恢复细胞青春、延缓衰老和提高抗病能力的重要抗氧化物。不仅如此，哥伦比亚大学的科学家还发现，减少热量的摄入量，对限制癌细胞的扩散、转化具有惊人的影响力，如每天减少热量摄入量的1/3，便能抑制结肠癌细胞的繁殖，可减少60%结肠癌的发生；研究者还发现，若降低热量摄入量的12%，能减少很多衰老信号的出现，并延长人类的寿命！若果真如此，何乐而不为！

另外，还必须提及的是脂肪酸的有关常识。

人们不要以为吃植物油，就万事大吉了，其实不然。因为植物油也分为多不饱和脂肪酸与单不饱和脂肪酸两种。其中橄榄油、亚麻油、茶油、芝麻油属于单不饱和脂肪酸，富含OMEGA3（Ω3）；而花生油、黄豆油、玉米油等属于多不饱和脂肪酸，富含Ω6，这两种脂肪酸的最佳比例为1：4，但人们食用比例往往相差超过1：20甚至1：40，从而造成Ω3严重不足，致使平衡失调，给健康造成危害。因为Ω3富含二十二碳六烯酸和二十碳五烯酸，英文缩写DHA和EPA，DHA又称为"脑黄金"，在深海鱼油中含量高，它可以通过血脑屏障进入脑细胞，对大脑健康极为有利，而EPA可控制胆固醇的氧化速度，对血管有保护作用。科学家调查发现，地中海国家人民心脏病率最低，与其长期食用橄榄油分不开；日本人之所以长寿，与其大量食用深海鱼油不无关系；尤其是地处北极的因纽特人，自然条件极其恶劣，低温缺氧，几乎无蔬菜瓜果可吃，常年以海豹肉为食，因海豹肉富含Ω3和角鲨稀，几乎不含胆固醇，从而有效调节血脂与血压，不患心脑血管病，简直是人间奇迹！我国广西巴马是世界五大长寿之乡之一，甘肃会宁被誉为"状元故里、博士之乡"，均与其食用高含量Ω3的当地特产大麻油及胡麻油有关。

此外，不要长期用塑料瓶储存食用油，塑料油瓶因气温升高不知何时会变质，弄不好又是一个隐性"定时炸弹"。塑料因高温发生裂变而致癌已有诸多报道，也不得不防！

至于当前，民众饮食营养平衡状况如何？造成营养失衡的原因很多，如环境污染、农药过度使用、大棚种植、运输储存失当、食品添加剂滥用、烹调方式不合理，再加上荤素搭配不均等，均可造成程度不同的营养失衡，其食品的营养含量也已大幅降低，所以仅靠一日三餐的饮食就难以达到营养的需求与平衡。特别是老年人，由于消化吸收水平降低，吃得又少，若仍以素食为主，就极易造成蛋白质供应严重不足，这是引发老年体质下降、肌肉无力，乃至诱发多种功能失调而致病的重要原因。对于微量元素的供求状况，尤以钙、锌、硒及多种维生素均有良好保健之功，自然应视情况适量补充。

总的来讲，我国居民营养状况是良好的，若从严要求仍有失均衡，应引起人们注意。

我国营养学会对《中国居民膳食指南》提出了明确要求，只要按照指南的要求去做，无论蛋白质、脂肪、碳水化合物、纤维素，还是矿物质、维生素都基本可达营养的需求。其实，在人们日常生活中，一日三餐只要坚持总量控制，合理搭配（主副食、荤素、粗细粮、干稀比例），讲究膳食结构多样化（世界卫生组织要求每天吃30种以上食物），各种营养素齐全、量足，一年四季尽量多吃应季食品，一天三餐勤于变化，不偏食、不贪食；样样都吃点，样样少吃点；早餐吃好、中餐吃饱、晚餐吃少，尽量达到比例合理，营养齐全，就可基本达到营养均衡的目的。当然，膳食营养一定要因人、因地、因时、因病制宜，要讲究个性化，绝不搞一刀切，更无统一模式和具体方法，而且实行时要灵活掌握。比如，营养平衡不可能天天做到，在1周之内均衡了就可以，若前一天荤菜吃多了，后两天适当调节一下行了，死教条既行不通，也不可能见效的。什么都在变化之中，只要达到动态平衡就可以了。若你是有心人，什么事都讲究认真，那不妨请营养师予以指导，但关键仍在于持之以恒，贵在坚持，这样才能收到成效。

2. 水的功能代谢与平衡

水是人体营养的第一要素，人的生命一刻也离不开水，水占人体重量的70%左右，年龄越小，含水量越高，连骨骼中水也占22%。

水在体内主要分布于体液和组织细胞内外液中，它和无机盐化合物在一起，构成人体的"海洋"，使血液像大江小川流向全身各个组织器官，人体一切生理代谢活动都是在水的参与下完成的，没有水食物无法消化吸收，氧气和养料无法输送，各种酶和激素无法发挥作用，代谢的废物也无法排出，体温无法调节，一切新陈代谢活动无法进行，自然生命也就终止。可是人们却普遍对水的生理功能认识极为肤浅，甚至还有不少误区，给生命平衡造成严重的危害。

那么，如何实现水的代谢与平衡呢？我觉得有三点需注意。

一是生命平衡要从水代谢平衡开始。

世界卫生组织指出，人类的疾病80%与水有关。

所谓水平衡，指的就是水的日消耗量与摄入量要保持相对的平衡。尽管机体水分的收支不可能完全一致，但机体自身的调节机制能自动维持动态平衡。如果水补给过多，会因血液稀释改变了渗透压而引发水肿；反之，若缺水了就会造成代谢障碍，缺水1%会口渴、尿少；缺水5%会口干舌燥、皮肤起皱，乃至意识不清；缺水10%就可使血管、呼吸和体温调节系统发生故障而致病；如果失水超过20%，则会导致死亡。可见水对生命平衡之重要。

在正常情况下，人体每天有一个最低水量的流失，称"必需的流失量"。健康成人每日尿量约1 500毫升，从皮肤蒸发和呼吸道排出800毫升左右，粪便中失水约200毫升，共计2 500毫升左右，故补充等量的水就可平衡，但因食物中含水约1 000毫升，机体代谢内生水约300毫升，因此只需补充

1 200~1 500毫升，也就是通常所说"8杯水"就能达到水代谢的平衡。

二是水质的好坏与水代谢水平高低密不可分。

水由两个氢原子（H）和一个氧原子（O）组成，水分子氢键相互吸引可形成"分子团"呈菱形结构。水按分子团大小，可区分成大分子团水（由13个水分子缔合）和小分子团水（由6个水分子缔合）。科学已证实，水分子团越小，渗透力、溶解力、代谢力就越强，活性也越大，对机体健康越有利；反之，分子团越大就越不好。

小分子团水可以自由进出细胞膜，对新陈代谢、抗氧化、抗疲劳、降血脂及激活细胞内某些酶的活性、改善血液循环，对内分泌系统和增强免疫功能均有好处，自然属于优质水。若再通过离子机透析成负电位的碱性水，不仅对补钙有辅助作用，更可提高超氧化歧化酶（SOD）的活力，清除氧化物，改善细胞生态环境，使细胞更具活力。因此，小分子团碱性离子水自然是最佳的优质水。科学家揭秘了长寿村人的长寿"秘诀"，可能与其水质优良密切相关。

至于纯净水，顾名思义，水经过净化已不含杂质，包括矿物质、微量元素等，短时饮用对排除体内废物有一定作用，但长期饮用反而有损健康。

人们日常饮用最多、最普遍的是自来水。只要水质无污染，符合卫生标准，经煮沸3分钟让其挥发有害杂质后，仍然是理想的天然饮品。营养分析认为，白开水的生理价值高，不仅解渴，而且能满足矿物质和微量元素的需求，水温在25℃左右的白开水，还具有特异的生物学活性，容易透过细胞膜，提高体内脱氧酶的活性，促进新陈代谢。

　　科学家已证实，水质的好坏对人体健康影响极大。中医学对水早有深刻的研究，认为"水是百药之王，劣水乃万病之源""药补不如食补，食补不如水补"。医学家认为，人类的生命活动以水为基础，水平衡，生理功能运转就正常，水平衡失调，势必造成各器官运转功能障碍，最终导致功能衰退而致病。荫士安等2008年翻译出版的《现代营养学》一书指出："水是一种宏量营养素，没有任何一种物质像水一样，广泛参与人体细胞的许多不同的功能，特别是在维护人体内环境稳定，保持细胞最佳功能方面，水起着关键作用。"许多疾病的病因是身体缺水，身体缺水造成了水代谢功能紊乱、生理紊乱最终又导致了诸多疾病的产生。药物可以缓解病情，却治不好人体的衰老性疾病。虽然水有药效，但它与药物不同，它完全没有不良反应，这是水特有的长处。

　　科学家测定，人体内的水，每经过18天左右就要更新代谢一次。任何人若能认真喝上10~20天以上的优质水，胃肠功能和免疫力都会得到改善和提高；每天喝2升水的人，免疫系统比一般人强60%；哈佛大学研究人员发现，每天喝6~8杯约1 500毫升水，可将罹患膀胱癌的概率降低60%；德国柏林查理特大学一项研究发现，每天喝8杯水，可以额外燃烧150卡热量；水能刺激交感神经调节新陈代谢，提高代谢效率，达到燃烧更多热量的效果。医学家还告诫，要想排清体内的毒素，唯一有效的方法就是多喝水，这是健康生活的良好习惯，更是排毒养生的重要法则。由此可见，水对增强人体免疫力的作用有多大。

　　对于疾病预防与治疗来讲，水的确能解决多种健康问题。简而言之，防止脱水，就是预防疾病。在现代医学发展史上，治疗人体功能退化性疾病的第一个重大发现，就是水的使用，这是一种简单而天然的疗法。在一般情况下，进入成年后，渴的感觉会逐渐衰退，我们身体的水分会逐减少，随着年龄的增长，体内细胞的含水量也会逐渐减少，细胞内的含水量与细胞外的含水量会从$1:1$，减少至$0.8:1$，也就是说，进入老龄后每10年体内要丧失3升水以上，这一变化虽不很大，但却会因为饮水量的减少而影响细胞的活力，随之衰老也就会降临。

这里还要特别指出的是，劣质水是导致癌症的"罪魁祸首"。研究表明，细胞内水的特性改变是关键因子。日本医学家江本胜指出："由于细胞内水是液体结晶，若水的结晶受感染，那么细胞就会停留在不断分裂繁殖的阶段，而演变成癌细胞。"医学家发现癌细胞DNA与正常细胞DNA周围的细胞液及组织液不同，DNA的正常有赖于体内良好的水环境，癌症是由于细胞的基因突然变异，不断地裂变所产生，是在DNA之前，细胞液中水的性质发生恶化所致。只要占人体70%以上的水是干净清洁的，人体细胞有健康清新的生态环境，人体自身免疫功能健全，没有癌细胞生存与发生的条件，癌症就无法发生与发展。所以饮用优质水，保持水代谢平衡，让细胞生长在源源不断的生态水环境中，就可以防患于未然。

据有关调查资料显示，我国仍有24%的人饮用不符合卫生标准的水。要彻底改变这一状况，实在是任重而道远。像河南省沈丘县黄盈营村流传的一首民谣说道，"50年代淘米水洗菜，60年代洗衣灌溉，70年代水质变坏，80年代鱼虾绝代，90年代拉稀生癌"，十分形象地描述了水质变坏引发癌症的过程。据1980—2004年统计，全村因癌症死亡105人，占死亡总数的51.8%。家庭中有2个以上患者的有20多户，其中4户已人烟绝迹。究其原因就是"五小企业"把水源污染，这一血的教训，不得不引以为戒。

三是改变饮水观念，养成良好饮水习惯。

长期以来，人们对水的功能代谢作用认识肤浅，且存在不少误区。如口渴了才喝水，把饮料代水喝，怕水喝多了发胖，以为水越纯、矿物质越多越好，有的喝起水来不讲节制，还有的晨起喝盐开水，等等。

要走出误区，就必须弄明白科学饮水，并养成良好习惯。水在"食物金字塔"中位于最底层，是人体所需最基本、最重要的宏量营养素。世界首席水疗专家巴特曼博士说："医学史上最大的悲剧莫过于相信这样一个结论：只有感觉口渴时，你的身体才需要水。在这种错误的结论下，现代医学犯下了一系列的错误，为此，整个社会付出了高昂的代价。"口渴时才喝水，就如稻田里土地干裂时浇灌，此时就已经伤害了水稻的生长。植物是如此，人体的新陈代谢规律又何尝不是呢？健康专家还指出："水质量是生活质量最重要组成部分，人们今天的饮水质量，将决定他们在10年后的健康状况。"因此，世界卫生组织早就对水制定了三条标准：①没有污染，不含致病菌、重金属和有害化学物质、硬度适中；②含有人体所需的天然矿物质和微量元素；③生命活力没有退化，呈碱性，小分子团水，活性强。这三条，满足了第一条标准，可称为"安全水"；若提升为"健康水"则需符合后两条标准。所以饮水必须要保证水质优良，这是直接关系到健康的大事，切不可马虎、随意。

为满足生理代谢的需要，一定要养成定时喝水的习惯，切不可等口渴才喝，口渴说明身体已缺水，已无法满足生理需求，久之必有损健康。一般而言，成人每天应补足8杯水，早晨起床后喝2杯，以补足夜间水的流失，喝水后约半小时就流到了血液，可起到稀释血液作用，防止血管堵塞，且对通二便有利；上午9~10点喝上一杯，中午饭前半小时左右喝一杯，有利于消化液的分泌；下午1~2点喝一杯，3~4点再补一杯；睡前一小时喝一小杯，起夜时再喝几口，以防夜间血液黏稠，特别是"三高"老年人，切不可怕起夜而不敢喝水。当然可灵活掌握，如运动、劳动、夏天炎热出汗多则多补充；但出汗后不宜大量喝，更不能暴饮，以防电解质紊乱，此时应悠着点喝，必要时可少许加点盐，以利血液渗透压平衡。对孕妇和小孩，可视情多次补充，以满足代谢所需。对老年人来说，多喝水，保持水的代谢平衡是防老抗衰的重要环节之一。科学已表明，人体细胞的水，随年龄增长而减少，70岁以上老人比青年时减少30%~40%，年老对缺水反应迟钝，故缺水引起水平衡失调较为常见。正因为缺水，皮肤就多皱无光泽，肌肉易萎缩、缺乏弹性，体型也缩小变矮，水代谢失衡必然导致机体新陈代谢水平降低，废物排泄不畅，故又易诱发各种慢性病，正因为这缘故，老年人多喝水就显得格外重要。

3. 机体代谢的酸碱平衡

人类生命活动的过程，就是机体新陈代谢酸碱度相对平衡的过程。它通过摄取食物获得所需的营养，同时产生酸性或碱性的废物，经过机体自身调节，及时把有害物质排出体外，使体液酸碱度值（pH值）维持在相对恒定的范围之内。这是机体维持正常生理功能所必不缺的重要条件，也是维系生命平衡的重要部分，对生命健康起着至关重要的作用。

人体新陈代谢基本单位——细胞对体液酸碱度的要求非常苛刻，细胞生命活动必须在适宜的酸碱度恒定的细胞液中运行，同时细胞外液中的水、电解质、渗透压、酸碱度、氧分压、温度等理化因素均应相对恒定，这是构成细胞生存或生态所必不可缺的环境条件，尤其是机体的体液酸碱度值必须维持在7.35~7.45之间，这就是细胞最佳的生态环境，也是细胞生态平衡唯一的条件。细胞生态环境平衡了，细胞就健康，细胞健康了，机体自然也就健康了。反之，若细胞生态环境失衡了，机体代谢功能也必然失常，若是体液酸碱度值偏离了，其后果必然严重危害机体的健康。

然而，机体自我调节机制之完善，调节功能之周全，堪称"天衣无缝"。就以食物消化系统运作机制为例。当食物进入口中后，口腔里的唾液腺立即分泌出唾液淀粉酶，将经过嚼咬的食物分解麦芽糖；到了胃里胃壁细胞立即分泌出胃酸（酸碱度值为1~3.5)，将食物消化成食糜，同时，胃蛋白酶又将蛋白质进行分解消化；接着，食物从胃的幽门进入十二指肠，这时十二指肠壁上的"布隆纳氏腺"会分泌许多黏液，以防止胃酸腐蚀肠道；食物继续往前蠕动输送，即进入肝、胆、胰管道口处，叫"法特氏壶腹"。此时，十二指肠分泌的黏液就不见了，接着胆汁和胰液立即涌进，每天从这里涌进的胆汁和胰液约1.9千克，从而食物酸碱度值迅速上升至7.0~8.0，而且来自胰腺的胰液含有3种酶:即负责消化蛋白质的蛋白酶，消化脂肪的脂肪酶，消化淀粉的淀粉酶。它们"一把钥匙开一把锁"，分工明确，各自负责，决不混淆，而且这些酶的消化运作必须在弱碱性体液中进行，否则就会严重影响食物的消化吸收；继而食物进入小肠，被小肠绒毛吸收营养后，再进入大肠被排泄。

食物的消化吸收过程是一环扣一环，各消化腺分泌的酶及酸碱度值随消化道的功能变化而变化，其配合之紧密真是"无缝可击"。

消化道的调节机制如此，其他系统也无例外。

如果血液中酸碱度值的恒定发生了失调，血液中所含的多种缓冲剂（碳酸氢盐缓冲对、磷酸氢盐缓冲对及血红蛋白与血浆蛋白缓冲对）则会首当其冲自动开启。同时，肝、肾、胰、肺的功能也会自动调节。如血糖水平由胰岛素和肾上腺素来调节，血糖高了胰岛素会自动增加分泌，使血液中的葡萄糖转化成肝糖原储存；血糖低了，肾上腺素会自动加大分泌，促血糖原转化成血糖，使血糖保持相对恒定水平。一旦体液酸碱失调了，呼吸系统会加快呼吸，将碳酸分解成二氧化碳排出体外；泌尿系统会通过肾脏"保钾排钠"，将体内过多的碳酸氢钠通过小便排出体外；若血液中碱偏低时，肾小球可以重新吸收尿液中的碳酸氢钠来调节；反之，当酸偏高时，又会通过肾自行排出。总之，机体自我调节机制能相互协调，密切配合，保持生态的平衡。

再如血钙的平衡也如此。钙是在体内含量最多、又最活跃的碱性矿物元素，它以羟磷酸钙的形式构成骨骼与牙齿，它在体内的总量约1 200克，是体内含量最多的微量元素，其中99%存在于骨骼之中，赋予骨骼硬度，其中只有1%存在于血液中，以离子的形式参与各种代谢活动。机体中的钙代水也有其自动调节机制：因钙不能在体内合成，当钙摄食量不足，或吃过多的大鱼大肉等酸性食品，或饮用碳酸饮料时，或卧床过久造成骨钙流失过多时，就会造成血钙不足，而进入血钙负平衡状态。此时，机体中的甲状旁腺会自动释放甲状腺素，以溶解骨钙来补充提升血钙，使血钙达到恒定的水平。此种生理现象称之为"钙迁徙"或"钙搬家"。尤其是进入中老年后，由于生理代谢功能的衰退，更会加快钙的丢失速度，造成钙"亏空"。据医疗统计表明，成人每日会丢失30~50毫克的骨钙以补充血钙，使骨钙每年以1%的速度亏损；至50岁后，骨钙会减少30%，至70岁时减少量可超过50%，这就是老年人步履蹒跚，行动不便，肌肉骨骼疼痛、抽筋，乃至发生骨质疏松及骨关节疾病的根源所在。

总之，在人体的代谢过程中，机体会启动自我调节机制，维护生命健康的生态平衡，这不仅直接影响生命健康的质量，而且对预防多种代谢疾病、老年病，以及健康长寿均起到至关重要的作用。

那么，机体代谢失衡的原因和危害是什么呢？

总的来讲，引起人体代谢酸碱失衡的原因是多方面的综合的因素，但最主要的还在于"内因"，即年龄衰老、代谢功能下降、酸性废物堆积过多。从种意义上讲，人体老化的过程就是一种自然"酸化"的过程，这是不以人们的意志为转移的。

科学家曾对中老年人的器官做过检测，发现其血管、淋巴、骨骼肌、心肌、肝、肾等组织生理功能都伴随衰老而出现不同程度的耗氧量下降，存在不同程度的功能障碍，故使代谢废物如乳酸、碳酸等有机酸积聚增多。

例如，多数老年人，由于呼吸功能衰退，平时深呼吸不多，经常处于浅呼吸状态，只启用了上1/3的肺泡，下2/3因失用而呈萎缩状态，故氧气吸入不足，二氧化碳排泄不彻底，致使血氧含量下降，此乃各器官功能衰退的"始动环节"。

再如，随着年老消化功能下降，对蛋白质的消化、吸收能力降低，致使蛋白质消耗大于合成就会出现"负氮平衡"，结果机体会因缺少氨基酸、营养不足而导致体弱多病。

再如，老年人肝功能随年老而降低，到70岁时肝重量只有30岁时的51.8%，血流量在60岁后只相当于30岁的60%，"化工厂"的生化功能下降，势必会使代谢废物堆积增多。

同样，肾功能也随年长而降低，肾小球数量明显减少，过滤率、尿浓缩力下降，致使代谢废物如磷酸、乙酰乙酸、β-羟丁酸等酸性废物排泄不净而堆积体内。

由此可见，人的"老化"过程，也是机体代谢日渐趋向"酸化"的过程，必然而来的是加速生理功能退化的进程，这就是代谢失衡的主因，是老年体弱多病不可避免的一条客观规律。

至于饮食不均衡，荤菜类酸性食物吃得过多，水质太差或饮水过量等多属于外因，也会对酸碱代谢的失调产生一定的影响，但外因要通过内因起作用，当然讲究节制在任何时候都是值得推崇的。

为什么会发生这么多变异呢？因为体液酸碱度值改变，首当其冲是破坏细胞所需的弱碱生态环境，尤其是蛋白质存在的形式会出现异常。由此凡属蛋白质的酶、抗体、激素等生化功的运转会发生紊乱，乃至连基因表达也会发生错乱，从而引发一系列慢性病的发生。

至于如何减缓体液酸性化的进程，当我们弄清了体液变化的主要原因来自内因后，自然就可以有针对性地加以预防。

生命的辩证法告诉我们，内因是变化的根据，外因是变化的条件，外因要通过内因起作用。机体代谢的酸碱平衡也毫不例外。因此，如何提高机体新陈代谢水平，充分发挥机体内在的调节功能就成为关键要素。作为老年人来说，主要把握好三句话，即动好腿、管好嘴、喝好水。

动好腿，对增强体质，提高新陈水平，调动机体内在自我调节机制，减少代谢废物的堆积将起重要的作用。如运动能加快血液循环，增强肺活量，加快新陈代谢速率，为体液提供充分的缓冲养，对防老抗衰起举足轻重作用。如静止状态时，每分钟呼吸16次左右，进出肺泡的气体量在4~6升，流经肺泡的血液约5升，其速率会随运动强度的变化而变化，如激烈运动时，气体进出量可增至30~40倍，血流量增加5~6倍。而且科学家研究发现，运动时肌肉可以激活一种分解脂肪的酶，叫"激素敏感脂肪酶"，它是燃烧脂肪的"酶"，运动时就被激活，增加分泌，既利于脂肪的燃烧，还可清理血管壁上的垃圾，疏通血管。据瑞典科学家测定，坚持步行1小时后，酶就可连续12小时起作用。因此，不论你年龄大小，肌肉的锻炼是不可或缺的，唯有如此，才会使新陈代谢处于良好的状态。由此可见，运动对激活"内因"，维护机体生态平衡极为重要。

对于如何管好嘴、喝好水，分别在营养平衡、水代谢平衡中均已论述，在此不再重复。

4. 人体生物钟的睡眠与觉醒的平衡

人在一生中，几乎有1/3的时间在睡眠中度过，正是这1/3的时间为生命活动提供了可靠的能源，人们才有充沛的精力投入社会实践，为社会的进步做出应有的贡献。

睡眠是人体生理平衡不可欠缺的重要条件，是生命平衡的重要组成部分，是大自然赋予人类最好的养生法宝。

人类对睡眠依赖性很强，睡眠是人生中必须满足的绝对需求。据科学测定一个人不吃饭可活20天，不喝水可活7天，而没有睡眠只能活4天。如果人们长期睡眠欠债，到头来将受到惩罚，几乎85%的疾病均与睡眠不好有关，所以国际社会认为，充足的睡眠是健康的"四大基石"之一。但人们对此认识普遍较为肤浅，的确应引起重视。

人的睡眠是有一定节律的，而且是最重要的"天人相应"节律之一。睡眠过程就是一个大脑皮层"兴奋与抑制"，相互交换，周而复始的过程，也就是白天"兴奋"，全身精力投入学习与工作，到了夜晚自动转入"抑制""充电"状态，为第二天准备充分的能量，也只有这样才能维护机体的健康。

一般来讲，夜间的睡眠分为浅睡眠（或叫快速眼动睡眠）和深睡眠（或叫慢速眼动睡眠）两种形态，两者相互转换交替，这也是睡眠所需的生理过程。通常入睡后头3个小时，往往深睡眠占优势，大脑皮层神经细胞深度抑制，睡眠质量最佳；到了临近清晨之时，浅睡眠逐渐占了优势，此时大脑皮层少数神经细胞没完全被抑制，或者说是兴奋性有所提高，于是梦境易发生，眼球呈高频浮动，所以也叫"快速动眼睡眠"。就健康而言，每晚需7~8小时，深浅睡眠基本各占一半，延长的话也往往是浅睡眠而已。

按照人体"生物钟"的周期规律，每天凌晨0~3点是深睡眠的"黄金时间"。医学研究表明，这时间正是内分泌——生长激素分泌的高峰期，此时睡好了对小孩的生长发育极为有利，与成人的代谢水平、免疫功能也密切相关，这同中医学强调要睡好"子午觉"的观点是一致的。所以每天晚上宜在10点左右就准备睡眠，不宜熬夜加班，更不应不讲节律玩到12点之后再睡，长期把生物钟节律搞乱了，势必有损健康。

当然，世界名人的睡眠习惯既有短时睡眠，也有长时睡眠，但都不能说明问题，在此也不必列举了。对我们每个人来说，提高睡眠质量对生命平衡都非常重要。

现代医学研究睡眠有以下功能。

（1）睡眠对大脑皮层神经细胞是一种最有效的"保护性抑制"，对中枢神经有极好的保护作用，对稳定情绪、平衡心态、心境宁静及恢复精力等至关重要。作为高级神经主宰一切生命活动的人，大脑是人体"最高司令部"，如何维护其"兴奋与抑制"的平衡就显得格外重要，只有每天周而复始、有节律地处于"兴奋与抑制"交替运转，满足"睡眠"这一绝对生理需求，才能使高级神经系统大脑处于最佳的生理状态。

（2）睡眠可促进脑垂体正常分泌生长激素，夜间深睡眠时分泌量是白天的6倍多。生长激素是内分泌系统的"统帅"，它的正常分泌有利于促进各个内分泌腺如甲状腺、肾上腺、性腺等功能的正常运转，对青少年的生长发育和成人的健康起着重要作用。

（3）深睡眠时，正是人体基础代谢的低潮时，又是人体细胞修复、更新的高峰期。当基础代谢处于低潮时，机体在副交感神经的支配下，在内分泌激素的参与下，体内各组织器官的合成代谢得以加强，能量密集增加，此时也正是各种组织细胞修复、更新、分裂、代谢的最佳时刻。可见，觉睡好了，不仅疲劳得以恢复，更重要在于细胞得以修复，生命就充满了活力。

（4）良好的睡眠能显著增强机体的免疫功能。美国威廉·得门特教授形象地说，"高品质的睡眠，是抵御疾病的第一道防线"。佛罗里达大学的免疫学家在睡眠、催眠与免疫力关系的研究中发现，被施行催眠术的人，他们的血液中T淋巴细胞和B淋巴细胞均有明显上升，这两种淋巴细胞是人体免疫力的"主力军"，该细胞数量上升，就意味着抵抗力的增强。他们还在治疗过程中发现，如果患者睡眠不足，康复时间就会延长，如果睡眠充足，就有助康复。可见，充足睡眠同服药一样重要。传奇人物张学良先生，一生坎坷，但照样超过百岁，当问其有何秘诀时，他说："我并没有什么特殊养生之道，只是我能睡、会睡罢了。"他一句话道出了长寿的真谛，也充分说明睡眠是养生一大法宝。

（5）睡眠还是抗衰老、美容最好的"化妆品"。2000多年前的养生著作《十问》，在谈及睡眠对美容的作用时说："缺少正常的睡眠与饮食，就会像熊熊烈火烧炙金属一样使人憔悴。如果有充分的深睡眠，就会容光焕发。"研究表明，睡眠时血管开放，血液供应充足，代谢旺盛，同时生长激素分泌增加，人体抗氧化酶活跃，能有效清除自由基，促进皮肤更新和修复，从而使皮肤细嫩有弹性，能起到延缓皮肤衰老的作用。按中医学"子午流注"的说法，凌晨深睡眠时段正是肝经"当令"，是血脉刚好走到头面部最旺盛的时刻，此时睡好了，气血畅通，面色自然有光泽；反之，气血郁结，血流不畅，第二天面色必然晦暗，甚至出现黑眼圈。

总之，睡眠的作用，可以用睡眠学专家，哈佛医学院教授和伯克利大学心理学、神经内科学教授Matthew Waler的话做总结。他在《Why We Sleep》一书中说道："睡觉，一个让你延长生命的革命性的新秘方，他能提高你的记忆力，增加你的魅力；让你保持苗条，降低食欲；保护你不得癌症和老年痴呆；不让你感冒和伤风；降低你心脏病、心肌梗死和糖尿病的风险；会让你感觉更快乐、不抑郁、不紧张。"他认为，睡眠比饮食和运动更重要，如果你工作日睡眠不足，即使周末再怎么补觉，也是补救不了的。每一个致死的重大疾病，几乎都和缺乏睡眠有关。而如果能让患者好好睡一觉，很多健康问题都可以改善和解决。正如中医所说，睡眠是一大补药，不寻补方，觅睡方。

那么，怎么拨准"生物钟"睡好觉呢？

世间万物都有一定的规律，人体节律也有规律可循。人体"生物钟"，也就是人的"睡眠时钟"，它就像一只不用上"发条"的时钟，会"准点"转动。一个人一天24小时，1/3的时间在睡眠，因此睡眠质量的好坏，对人生影响重大。正如古话所说："吃人参不如睡五更"，睡得好，就能吃得香，自然也就神清气爽，精力充沛；反之，若睡不着，不仅伤神伤身，甚至是对人生的一种摧残与折磨。所以，人们把睡眠养生看作是一种最好的养生，把睡眠的节律当作人体最重要的节律。

那又如何"校准"睡眠生物钟的节律呢？根据笔者多年来的养生经验，要把握好几下几点。

（1）准时作息，建立良好的"条件反射"。生物钟的核心就是讲究节律，准点运行，要排除干扰，尽量做到安时作息。要及时纠正生活无规律的不良习惯，尽力避免外界应激源的干扰，如睡前不抽烟、不喝酒、不喝咖啡和浓茶，不看过度兴奋的文艺节目等。要改变不良的思维习惯，临睡之前不谈过于高兴或悲伤的往事，尽快让大脑从"清静"转入"抑制"状态，也就是通常所说，睡眠先睡"心"，只要长期养成这种心理定势，定能为睡眠营造出最佳的心境，为拨准生物钟创造良好条件。

（2）营造良好的睡眠环境。周边环境要清静，没有嘈杂声音干扰；卧室卫生干净，通风良好，温度适宜（最佳温度26℃上下）；室内光线宜暗，切忌开灯睡觉，以免"光压力"影响内分泌褪黑素正常分泌；卧室整体色调宜温和浅淡；寝具要舒适，棉被宽松柔软，轻重合体，被窝温度与季节变化相匹配，被具清洁卫生，经常翻晒，以防螨虫伤害；枕头高低、硬软合适，以防落枕；床的高低、宽度适中，既利上下，又便伸展转动等。

（3）养成良好的"午睡"和"打盹"习惯。睡眠节律除晚上外，白天约4小时还有一次小节律，"午时"最适宜"小憩"，其余时间凡有睡意，即可"打盹"，即使合眼10~30秒钟，其效果也非同小可。

（4）睡眠姿势有讲究，宜向右侧睡和弓形睡。从人体生理结构特点来看，人的心脏位于胸腔左侧，肝脏位于右上腹部，故向右卧睡利于心血外输，可避免右肺和纵隔肌对心脏的压迫，既利于心脏的收缩与舒张，又利于血液流入肝脏而"藏血"；同时，还利于胆汁顺畅流入十二指肠，对消化道功能有好处。"睡如弓"，这种睡势最大好处在于有利肌肉放松，当然入睡后姿态会随机体的需要而变化，什么都不能绝对化，只要睡得舒服就行。古人还倡导，睡眠宜头朝南，脚朝北，这样人体与地球磁场的磁力线相平衡，可能对睡眠也会有裨益，不妨也可试试。

（5）睡眠时间和睡眠节律要因人而异，切不可强求一致。人的睡眠因各人的节律不同，表现形式也各不相同，如有"猫头鹰型""百灵鸟型""混合型"之分，有人早睡早起，有人晚睡晚起；有人入睡快，有人入睡慢；有人睡得深，有人睡得浅；有人梦多，有人梦少，各不一样。所以每个人都要善于观察和总结出自己的节律特点，养成与自己同步节律的睡眠规律，只要能满足生理需求的，就应持之以恒养成"准时"作息的习惯，如遇特殊情况发生"误点"，也不用大惊小怪，稍做调整就行了。有的人对睡眠过于关注与计较，会因小睡了，或梦多了，或睡的时间长短了一些，就弄得心神不定，进而对睡眠产生不必要的恐惧或紧张。其实，睡眠是一种出于自身生理需求的"保护性抑制"，应顺其自然泰然处之，困了想睡就会睡了，不要人为去控制；相反，若是心情紧张，那种"消极暗示"，却恰可能因此而影响了自己入睡。睡眠质量的好坏不在于时间的长短，而在于睡眠的深浅，大凡第二天精神饱满的，都是好的。正如睡眠专家唐娜·史维尼所说："我通常根据一个人白天的清醒程度来计算所需的睡眠量，我的方式很简单，如你白天很有活力、很有精神，那就表示您已得到充分的睡眠。"

5. 生理运动的量与度、动与静的平衡

运动是人体生命的本能，有生命就有运动，是构成人体健康大厦的基石之一，自然是生命平衡的重要组成部分。

运动对生命平衡的重要性几乎人人皆知，教育家颜日斋说："一人动则一生强，一家动则一家强，一国动则一国强"；正如俗话所说："运动好比灵芝草，何必苦把仙方找。"这就清楚表明，运动在人的生命活动中具有无可替代的作用。但是，运动又绝非多多益善，应讲究适度与平衡，既要从个人生理需要出发，注重运动量与运动强度的平衡；又要根据人体年龄的变化，重视动与静的平衡，也就是说，运动要讲科学、合理、适度，要持之以恒，只有"流水不腐，户枢不蠹"，才能动则不衰，动则健康；相反，任何运动过剧或不足，均有害健康。

长期的运动实践使人们清楚地认识到，科学合理的运动能有效地增强机体各个系统的生理功能，若能坚持科学运动，就可给你带来一生健康。

运动首先激活心肺功能，呼吸加快，心跳加速，血液循环旺盛，不仅能有效地促进心脑血管的健康，而且给大脑输送了血、供给了氧，对大脑皮层的兴奋与抑制的平衡起到良好调节作用，同时还能刺激大脑垂体增加神经传递介质5-羟色胺的分

泌量，对脑神经系统的健康有举足轻重的效应；能促进胃肠蠕动，增加消化液的分泌，改善肝脏、胰腺的功能；而且运动对新陈代谢还起到"板道叉"的特殊作用，机体本能会把热量转化成脂肪储存，而运动却优先把大部分热量提供给肌肉消耗，不仅激活了消耗脂肪的酶，提高代谢的速率，使中老年人肌肉强壮有力，减少脂肪堆积，增强免疫功能，从而全方位改善了机体的健康。同时，运动还带动了"心动"，能刺激大脑分泌内啡肽，对调节不良情绪可起到"立竿见影"的效果，会让你豁然开朗，笑对人生，让生命充满朝气与活力。

那么，如何科学合理地运动呢？

首先，要选择有氧代谢运动。有氧运动是由美国心脏病学家、运动医学家肯尼思·库珀博士创立的，他的研究表明，完全静坐与经常运动的人相比，病死率相差65%，运动使常人大腿肌肉增加1倍以上。从传统意义上讲，人过了60岁肌肉就开始萎缩，但经过60周运动锻炼后，肌肉仍有明显增强，骨骼也坚硬了，且平衡能力增加20%，他的研究成果一经问世，就风靡了全球。

所谓有氧运动，也称等张运动，是一种增强人体吸收输送与使用氧气为目的耐久性、中等强度的有氧代谢运动，如快走、慢跑、骑自行车、游泳及跳舞等。

至于哪种运动方式适合自己，就应根据个人的年龄、体质、性别及兴趣加以选择。

在此，向中老年朋友只着重介绍一种最方便、最有效的运动方式——健身走。

健身走是以双腿和双脚为主要活动对象的运动项目。双脚素有"人体之根"和"第二心脏"之美誉，行走自然是一项最好的运动方式，无疑也是增进机体生理活动，增强肌肉力量，促进健康长寿的最佳"运动处方"。

在此，我们还是先了解一下双腿、双脚的生理功能，这样就可清楚理解有氧健身走的原理和作用，增强运动的自觉性。

达·芬奇曾说过："脚是世间最伟大的工程设计。"从解剖学来看，人体的五脏六腑无不与腿脚相关，双腿双脚是全身的支柱，人体500多条肌肉，200多块骨头，50多根肌腱，30多个关节都和双腿、双脚相关联，所以健身走上至大脑，中至脏腑，下至双脚，对神经、肌肉、脏腑、脉络、皮肤等都可起到按摩刺激作用，真可谓动一发而活全身，对机体的生命活力无疑是最有效的"催化剂"。

人体的50%肌肉在腿上，无论是肌肉的含量，骨骼的重量，还是血管神经的分布量都几乎占全身的一半。行走的每一步，这些肌肉、骨骼、神经都统统要参与。因此，运动时自然就给所有参与的机体组织供上了血氧，达到了最佳效果。

人体50%的血液在腿上，人除卧姿外，血液流量一半在下肢；从血液循环的特点看，静脉血回流心脏过程，其静脉瓣是依靠肌肉的收缩来完成的，故双腿的每次运动都有节奏地将血送向心脏。因此，被形容为"第二心脏"之称。

人体50%的经络在双腿，人体12条经络中的肝、脾、胆、胃、膀胱经都从大腿经过。因此，运动既增强了肌肉力量，又疏通经络按摩了脏腑，可见其意义之大。

同时，行走时自然要挥动双臂，这样一来两臂上的肌肉和手上的手三阴、手三阳都得到活动与刺激，经络内连五脏，外连四肢百骸，沟通内外，贯串上下。因此，行走运动自然就会贯通全身气血，活动全身经络，必然有益健康长寿。

那么，怎样健身走效果才好？

人们都以为谁不会走路？其实不然，因为散步与健身运动是性质不同的两回事，姿势不同，效果就大不相同。

健身走，效果如何很大程度取决于姿势与速度。平时人们走路都是全脚掌落地，这样重身一下子全落在脚上，这样不但速度走不快，而且极易疲劳，对肌肉与关节冲击也较大。

当今世界上最善于走路的人，非肯尼亚马萨伊人莫属。难怪他们在奥运会、世运会上获得冠军最多，而且还有一个奇迹，就是他们这个民族的人，从来就不会关节痛、腰背痛。

马萨伊人的走路，就像是鸡蛋在"侧滚"，脚底安"弹簧"。他们是利用从后到前滑落的力量向前滚动，则把重心由脚后跟逐渐移向脚大趾，也就是脚后跟先着地，沿着外侧——脚小趾——再脚大趾的顺序陆续先后接触地面，当脚趾全部落地后，脚五趾即用力蹬踏地，使脚弓也参与进来就会产生一种弹力向前冲的感觉，当那只脚跨出后自然会带动另一只脚向前跟，待脚跟一着地，再连贯地沿着脚后跟、脚外侧、脚小趾、脚大趾的顺序蹬踏地面，两只脚就如此依次循环不止，向前运动，身体重身稍前倾，走起路来就像脚底安上了"弹簧"，轻松有力。

这种走法，初学时会有些不适应，年老体弱者可能还一时难以承受，所以在练习时切不可操之过急，要逐步体验，慢慢从全脚掌落地，过渡到从脚后跟滚动到前掌脚趾落地走，走时脚趾还要用力抓地产生推力，这样着刀点改变了，肌腱关节活动的幅度，频率更高了，牵动的肌肉面与爆发力也大不相同了，熟练之后走起来会更轻松，速度也会逐渐加快。

这种健身走，对中老年人来说，一般每天只要坚持30分钟就可以收到良好效果。初练者，每天走3 000步左右，一周练

2~4次，随着体能的增加，运动量方可日渐增加，若能每周练3~5次，每次走5 000~6 000步，可消耗2 100~3 000千卡（kcal）热量[1kcal=4.18kJ]，就基本达到了健身的目的了。这样健身走，自然对降脂减肥、预防动脉粥样硬化、防止肌肉萎缩、延缓衰老进程均大有裨益。

但对年轻人来说，这样的运动量与运动强度显然是不够的，这里的关键仍在于把握好一个"度"。对于每个人来讲，都应根据年龄、体质、性别及季节等诸多因素，以及不同的运动项目对机体所消耗的不同能量，来制订不同的运动量和运动的强度。科学合理的运动是一种促进机体生命平衡所需的运动，也可说是营养的收入与消耗要相对平衡，任何过多的积累或透支、剧烈或不及均不利健康，所以把握好运动的"量"与"度"是运动时必须重视的一个重要环节。

那么，如何确定运动强度合适？通常多采用"靶心率"，也叫"运动适宜心率"，其公式是：170-年龄=所得心率。如60岁，刚170-60=110（次/分）。如心率未达到，则尚未符合有氧运动的要求，超过了也就过头了。除运动时计数脉搏次数外，自我感觉也很重要，如运动后没啥感觉，说明离"靶心率"还差一段距离；如呼吸有些急促，心跳加快，浑身发热，开始出汗表明接近"靶心率"了；如果心慌气急，大汗不止，疲劳不堪，说明超过限度了。一般来讲，运动后有疲劳不适，肌肉有酸胀，休息后很快消失，这是正常现象；若是休息一二天后仍疲惫不堪，说明过度了，需要调整了。

此外，运动的量（时间）和运动的频率（每周锻炼次数）要适中。通常中低强度的有氧运动每天30~60分钟，30分钟是底线，60分钟较适中，如果持续90分钟则能起到减轻体重作用。科学测定，步行60分钟可激活消化脂肪的酶，所以运动时间的长短，其效应是不同的。当然，运动时间与运动强度成反比，强度越大，时间就越短，否则无氧代谢心肺功能也无法承受。所以，中老年人一般都选择中低强度的有氧运动健身。当然，相对讲时间长一点，强度大一点，只要承受得了，收益肯定会大一点，一切均应从实际出发才行。而运动频率，一般每周不少于2次，以3~5次效果最佳，自然应持之以恒、常年坚持方能有效，否则"三天打鱼，两天晒网"，最好的方法都无效。

至于如何动静结合？自然也有诸多讲究，这里主要是指年龄不同，侧重点各不相同。一般来说，年轻人以动为主，老年人以静为主；年轻人以室外运动为主，老年人宜以室内运动为主，但都应动静结合，张弛有度，这也是一种基本规律。在体育运动中，人们往往多专注于动，忽略了静，其实，动与静只是相对而言。中医学认为，动与静本是天地宇宙运世之祖始，万物之态皆自静而动，复又由动归静，静为动之本，静可制动，因此静是一切生机之原本，一切能动之先源。但动与静均是相对的，凡有效的形体之动，必少不了精神之静的制约；静也绝非静至极致，而是静以御动，潜藏着精神意识的合理运动。故动为其炼，静为其养；动为其用，静为其体；动为其变，静为其本；动为使然，静为自然。正因为这样，所以中医养生学就十分重视动静结合，既强调要动练筋骨，注意养形，又密切关注静养生机，只有动静有度，互为因果，互为补充，生命才充满活力；反之，任何过度、过剧的运动，或过于安逸无度均会有损健康，过剧则伤身，过闲会伤神。所以，运动时就应把握张弛有度，劳逸适中，机体的生理代谢活动才会沿着正确的轨道运行，自然就能增进身心的健康。

对于老年人来说，还有一点必须提及，那就是要重视力量与平衡的训练。力量是平衡的根基，肌肉是力量的源头。但随着年老，肌肉也跟随着萎缩减少，力量也随之减弱，平衡能力明显降低。因此，老年人往往因肌肉无力，步履艰难，两腿不听使唤，路也走不动，一不少心甚至会跌跤骨折，这都是屡见不鲜的教训。

据科研资料表明，年龄增加对肌肉的影响特别明显，25~30岁是肌肉力量的顶峰期，40岁后开始降低，至50岁肌肉力量快速下降，男性约减少1/3，女性约减少1/2。所以，对中老年人来说，重视肌肉力量的训练势在必行，这是关系到老年生活质量和生命平衡所不可疏忽的一个重要环节。

科研已证明，力量训练可使肌肉"返老还童"，力量训练不仅使青年人肌肉更强壮，对老年人也同样奏效，它不仅能改善老人肌肉的功能与强度，而且还会影响老年人的基因表达水平，从根本预防肌肉衰退，让肌肉真正焕发青春。

当然，老年人的力量训练，一定要讲究科学态度，切不可蛮干，急于求成，要实事求是，量力而行。肌肉衰退从40岁开始，加强训练也应同步，尤其是对男人来说，失去肌肉也就失去了生命平衡之本。可以有针对性地增强手上臂肱二头肌、三角肌和胸大肌的训练，可以举哑铃、拉健力带及俯卧撑等；下肢则通过下蹲、跨马步练股二头肌和股四头肌的力量；腰部肌肉可通过左右转体、前后弯腰、"小燕飞"、仰卧起坐等动作进行锻炼。此外，还应随时留意练习机会，如走路、弯腰、伸曲大腿小腿等以促进血液循环，提高肌肉力量，改善肌肉成分。

运动让肌肉变粗，使力量增强，平衡能力提高。平衡与力量密不可分，力量越大，平衡力越强，反之亦然。运动是减缓肌肉萎缩、增强肌肉力量的"良方"。研究发现,长肌肉比掉肌肉更容易,接受2个月举动训练的新手,肌肉力量可增强47%,停止训练2个月肌力下降23%,训练时要注意补充蛋白质丰富的食物,既利长肌肉,又利蛋白质储存在肌肉内,自然对提高免疫力有好处。同时,平衡训练一定要注意安全,动作宜缓,先有依托,后再松手,练习单腿站立、踮脚尖走路,前脚跟碰后脚尖站立与一线式走路,以利增强踝关节、膝关节和臀部肌肉的力量,提高前庭功能的平衡水平。

6. 内分泌系统激素分泌的动态平衡

内分泌激素就是通常所讲的"荷尔蒙",它存在于机体的所有部位,如影随形陪伴着人的一生,调节着人体的各项生理功能,影响着人的性别、性格、情绪、体态,对人的身心健康和防老抗衰均起至关重要的作用,如何维护好内分泌激素生态的平衡,自然是生命平衡的重要组成部分。

迄今为止,科学家已发现体内约有80多种激素,它由内分泌系统的各种腺体分泌,其角色不同,功能作用自然不同,但与神经系统、免疫系统均保持着十分微妙的联系。脑垂体是控制各种腺体的"腺体之王",激素犹如信差,能将身体所有的信息,由局部快速传递至大脑,然后再从大脑传令到所需部位,同样,在免疫系统中细胞激动素(细胞分裂素)的运作方式也与激素相类似。它们的调节功能是相通的,只不过神经系统传递更快捷,内分泌系统则较缓慢而已。体内激素会先知身体处于什么状态,是疲倦、紧张、害怕,还是生病,然后分泌所需的激素,并促使细胞以特定方式给予应答——如合成蛋白质、复制或修复细胞,这些指令就是人体某些部分对周围环境及自身状况产生的反应，这种回馈的作用既可以使激素分泌量达到动态的平衡，也可以维系身心的健康。

科学家对激素的研究越来越深入，被誉为"抗衰老之父"的陈益明博士，把激素比作"身体内的交响乐团"，通过不同的"乐器"共同演奏，创造出生命的"美妙乐章"。当机体在抵抗疾病时，体内不同的激素（或叫"交响乐手"），会遵照指令参与调节和"合奏"，如有的会专注于维系细胞的修复，另一些则会关注心灵健康而参与调节情绪；有些激素可以维护人体美貌，另一些却会对敏锐的感觉及时作出反应。可见，激素的功能发挥，对享受健康生活的人是至关重要的。

更值得指出的是，科学家在研究抗衰老时发现，位于染色体末端的端粒酶，是掌握细胞衰老的"生理时钟"。年轻细胞的端粒酶，可刺激端粒不断自我复制，将衰老的"时钟"一次次重新设定，使细胞得以保护。反之，当激素水平降低时，端粒酶收到的信息是主人已老，端粒酶就会放慢脚步，甚至停止修复让细胞死亡。可见，激素水平的高低，将直接影响细胞的修复功能，从而让我们对衰老与抗衰老有了新的认识，即激素失衡并非衰老所引起，相反，激素的失衡才是导致衰老的结果。

科学已证实，一个健康的内分泌系统，能使身体不易受感染，并可抵挡疲劳与紧张，让机体各种功能保持顺畅。然而，每种激素都是极为微妙的物质，分泌量极为精细，稍有偏差均会给机体生理或心理造成负面的影响，乃至产生疾病。同样，当我们上了年纪之后，激素水平的下降或失调就会成为一个令人担忧的问题，而且人们的各种不良生活方式，以及环境的严重污染等，均将影响体内激素的正常分泌。由此可见，如何维系体内激素水平的稳态平衡，这的确关系到身心健康和生活质量的重大环节，必须引起人们的高度关注。

（1）大脑中枢神经是生命平衡的"统帅部"，也是内分泌系统的"调控中心"。

科学家已揭开了人类心智与情绪这扇神秘的"大门"，大脑分泌的激素，即神经传导介质，会类似无线电波传递，或以接收声音与影像的方式传递，这就是心智与情绪产生的物质基础。

大脑神经系统错综又复杂，但其最主要有AB两大功能区，"A系统"为唤醒系统；"B系统"为抑制系统，分别掌管"兴奋"与"抑制"的功能，从而确保大脑的心智与情绪活动的持久、高效与平衡。

"A系统"分泌的激素为多巴胺与去甲肾上腺素。它能唤醒我们的知觉，刺激我们的感情，使大脑处于兴奋、愉快与紧张、敏锐的状态，令你充满欢乐与幸福；而去甲肾上腺素，是当人处于高度紧张或暴躁时分泌，瞬时就能控制你的全身，迅速投入"备战"状态，成为意志力和勇敢的源泉。但因其不良反应大，是一种最强烈、最具影响力的刺激，可引起头痛、战栗乃至昏厥等反应。因此，在日常生活中要注意情绪的调控，以防过度紧张或暴怒而伤身。

"B系统"分泌5-羟色胺、褪黑激素，能让大脑"兴奋"转移到"抑制"的状态，每到夜晚会自动"换班"分泌褪黑激素让你进入梦乡，但分泌过量又会失去平衡，易发焦虑、害怕、失眠，乃至引发忧郁症。

大脑还会分泌一种最强有力的激素——脑吗啡或叫内啡肽，它能及时开启"兴奋"与"抑制"的转换，让你远离悲伤，减轻压力，重拾活力，富于坚强。

当然，激素会因人的特质不同、处境不一，而分泌不同性质与数量的激素，也正因为这样，大千世界才造就出千差万别不同心智和情绪的人，也正因为这缘故，人们更应该时刻关注激素对心灵与情绪影响，适时、适度予以调控。

（2）人体主要激素的功能与作用。

激素对维系身心健康，以及美丽、愉快、幸福所扮演的"角色"极其重要，科学已探明，从30岁起激素的分泌量就开始减少，细胞的端粒也发出了衰退的信号，这样一来势必给身心健身带来一系列问题。因此有必要将影响健康的几种主要的激素功能做些简要介绍。

①生长激素。

生长激素是一种最具神奇魔力的激素，它不仅对人体快速成长起着决定性作用，而且能影响所有激素的功能发挥，被喻为"操纵木偶的双手"，更令人惊奇的是，科学家还发现，生长激素的许多功能及其释放周期几乎与端粒酶相平衡，它不仅是影响人体健康最具力量的物质，而且还左右着衰老的进程。因此，也是一种抗衰老的强大武器。

生长激素由脑下垂体前叶分泌，它调节人体蛋白质、电解质与碳水化合物的新陈代谢，控制脂肪的利用，对人体组织器官的健康与修复有至关重要。它的分泌多寡直接影响到身高与发育，多了会长成巨人症，少了却变成了侏儒症。不仅如此，生长激素分泌下降，会影响机体代谢与能量的功能，若是偏低了，会带来诸多隐患，如代谢率变差，睡眠失调，免疫力下降，乃至罹患多种疾病。

生长激素由脑垂体分泌，并由下视丘所分泌的生长激素释放激素和抑制激素所调控。幼年期几乎全天分泌，尤其夜晚深睡头两个小时达到高峰，此期分泌量最高，生长速度也最快；

过了青春期分泌量就减少，自然生长速度也减缓，至40岁时生长激素的分泌量仅有20几岁时的40%，到50岁时降至5%左右，由此可见，生长激素的递减与人体的衰老几乎是同步不可逆转的。生长激素的分泌量除年龄因素外，还受抑制激素的制约，步入中年后抑制激素分泌量会随年龄增长而升高，故中年后生长激素的分泌就受到限制。因此，中年后机体的各种生理功能也随之下降。

生长激素的功能作用是全方位的，负责生长和健康。科学家发现，生长激素对身体的内分泌系统和免疫系统有强大的合力作用，它们能帮助调节每一个细胞的反应，每一种激素都有明确的任务，并将特定的信息传递至全身细胞的"接收器"上，让所有的激素相互协作，提供能量，排除废物，使机体各系统的功能发挥最佳的水平，让生命充满活力。生长激素是一种既促进生长，又兼具防病功能的激素，自然也就给人类的健康带来许多新的希望。

②褪黑激素。

褪黑激素由大脑中的松果体分泌，属一种"报时"的激素，它像第三只眼睛，凭借着光线的变化来释放。光线的改变是褪黑激素分泌多寡的关键，黄昏时视交叉上核即指令松果体开始分泌，日出时分即下达停止分泌，冬天夜长分泌的时间也长。从褪黑激素分泌规律发现，它对调节人体生理时钟，特别是睡眠时钟作用明显，此外，对其他生理功能也有调节作用。

褪黑激素的分泌量随年龄增长而递减，其分泌量越低，睡眠与觉醒的周期节律就越差。同时，它的分泌量还与体温相关，研究显示，当体温上升时，其分泌量会稍微增加，所以睡前洗个热水澡能帮助入睡。

褪黑激素与生长激素关系密切。它不仅影响生长激素的分泌，还影响全身细胞激素的"接收"，对控制"生理时钟"起作用，故对全身器官的生理功能也会产生不同程度的影响。简单地说，褪黑激素分泌正常了，睡眠好了，机体的抵抗力自然也提高了。

③甲状腺激素。

甲状腺激素由甲状腺分泌，它的分泌由脑下垂体的促甲状腺激素控制。它是一种调节能量制造、调控新陈代谢速率的重要激素。

甲状腺激素通过食物，特别是将碳水化合物与脂肪转化为能量，调控着人体的体温，同机体的新陈代谢密切相关。因此，甲状腺激素的分泌量多寡与机体的健康状况密不可分。如，脑细胞一刻也不能缺少葡萄糖的供给量，它虽只占体重的2%，但葡萄糖的消耗量却占20%，能源充足，脑功能灵敏好使；反之，学习思维就会发生障碍。同样，对心功能健康影响也重大，它不仅可改善心血的输出量与心脏收缩力，还能减轻血管阻塞。同时，还可刺激肝脏的吞噬细胞和淋巴细胞的生成，提高免疫功能。

若是甲状腺功能发生失调，即会发生"甲亢"或"甲减"。"甲亢"是甲状腺激素分泌过多，以致心跳加快、心律不齐、血压上升、容易激动、心神不安、多汗失眠、眼球突出、视力障碍及食欲大增，但因消耗过大仍可能消瘦如柴，乃至诱发多种疾病。"甲减"即甲状腺素功能低下。由于甲状腺激素分泌过少，造成新陈代谢速率下降，能量与体力供不应求，易产生疲劳、乏力，精神萎靡，抵抗力下降，易感冒及多病。不过，甲状腺激素的分泌还有一个特点，若是睡眠良好，分泌节律就不至紊乱或减退。因此，对中老年人来说，维护好睡眠节律，无论对甲状腺激素的分泌，还是各个系统功能的发挥均起着至关重要的作用，难怪古人说睡眠是最好的养生法宝。

④肾上腺素。

肾上腺素俗称"动力大王"，被认为是一种让人"爱恨交加"的激素。肾上腺位于肾上方的内分泌腺，外层为皮质，中心为髓质，各分泌不同的激素。

肾上腺皮质所分泌的激素是人体代谢活动所必需的，它对促进蛋白质分解和糖原异化起重要作用，能燃烧脂肪，抑制过敏反应；当食物中糖类物质供应不足时，会加快肌肉蛋白质和肝糖原的分解，增加血糖，保持血糖平衡，保障心脑能源的供给，同时还能增强机体的抵抗力。在皮质激素中有一种叫盐皮质激素，它起着保钠、保水、排钾作用，对电解质的平衡，维持人体正常水代谢及渗透压平衡、调节血压起着重要作用。皮质激素还是女性雄激素的主要来源，少量雄激素对女性肌肉、阴毛及全身发育都是必要的，对性激素的平衡与健康均有好处。

肾上腺髓质分泌的肾上腺素和去甲肾上腺素像一对双胞胎，与生命活动息息相关，关键时刻起到起死回生作用。有趣的是这种激素的分泌会发生戏剧性变化：当人们面临危险，或情绪激动、发怒之时，肾上腺髓质会立即得到信息，瞬间就会把肾上腺素释放到血液中，血糖迅速进入血液，皮肤收紧，心跳加快，血压升高，消化停止，自律神经系统快速进入"备战"状态，顿时就会使人变成名副其实的"大力士"，随时投入紧急行动，让你完成许多日常无法完成的任务。如救火时，消防员个个都是英雄，会临危不惧，冒死抢救生命财产，其力量之巨大，动作之迅猛，简直都无法想象，如将一架钢琴从五楼搬到一楼，平时至少需4~5人，此时只有2人就搬到了底层。当然，这种超爆发力不可能持续过久，否则会累死人的，自然紧急之后，肾上腺皮质激素会予以调节恢复常态。当然，肾上腺素正常分泌对我们日常生活好处更大，如早晨起床前后分泌量会增多，为你每天学习、工作提供动力；再如体育竞赛，许多高难度的艺术动作，仅靠注意力集中是不够的，还必须有肾上腺素快速分泌来支撑，只有这样在神经系统协调下，动作才能完美圆满。

但是，肾上腺素若分泌过多或过少，必然对健康产生影响。当我们了解肾上腺素的功能作用后，就应该对"情绪魔鬼"有进一步的认识，如果你不加以控制，任其发作，肾上腺素就会成为"帮凶"，所以我们不管遇到什么挑战与压力，均应以平常心泰然处之，只有放宽了心态，张弛有度，健康的"金钥匙"就会牢牢掌握在你手中！

⑤胰岛素。

胰岛素由胰腺分泌，它同胰高血糖素通力合作，精确调控血糖水平，是维护健康十分重要的一种激素。

通常胰岛素的分泌与饮食密切相关，如果食用高血糖指数的碳水化合物，血糖就会升高，胰岛素也分泌增多；反之，即减少。在正常情况下，血糖以肝糖原形式储存，但存量有限，超过部分会转化成脂肪。若饮食不节制，大量饮用高血糖指数的碳水化合物，势必会分泌胰腺岛素去平衡血糖。长期如此，胰岛素就会分泌失衡。

好在机体的胰岛素与胰高血糖素会自动反馈调节，步入中老年后，反馈调节失灵了，它就会无视需求，越来越多的胰岛素会涌入血液，于是脂肪细胞数量增加，肥胖伴随而来，各种代谢紊乱综合征也"乘虚而入"。由此可见，中老年人如何"管好嘴"，同胰岛素分泌多寡密切相关，对此应格外引起重视。

　　至于其他诸多的内分泌激素就不在此一一列举了，有的在相关内容中再阐述。

　　（3）如何维护体内激素的动态平衡。

　　人的生命活动是一个有机整体的微妙的调节活动，各系统都有一套健全的自我反馈机制，以满足生理功能动态平衡的需求，内分泌系统也同样如此。为什么上了年纪后，激素失调就成为一个令人担忧的问题，原因就在于年龄越大，激素水平日趋下降，一旦我们吃不好、睡不好、生活方式又不健康，还有环境污染，食品不安全等因素，均会影响激素的正常分泌，以至危害机体的健康，为此应注意以下几点：

　　①精神心理因素是调节的"总开关"。

　　神经生理学已证明，内分泌系统和神经系统有着类似的功能，激素犹如"信差"，能将身体所有部位的信息传递至大脑，然后再将"司令部"的指令传递至身体的每一个角落，目标细胞收到所需分泌的激素后，则会以特定方式——如合成蛋白质、复制或修复细胞等生理、生化功能进行有效的运作。

　　事实上，大脑垂体就是深藏在头脑里的总指挥，它包括腺垂体和神经垂体两大部分。脑垂体前叶占垂体80%，其分泌的激素不但调控人体正常发育，还控制着肾上腺、甲状腺、卵巢和睾丸的生理活动。下丘脑通过神经脉冲调控垂体后叶，掌管抗利尿素，调控肾脏排尿、血压与水的平衡。尽管脑垂体可分泌大量激素，但调控"阀门"由下丘脑掌管，其分泌量多寡不仅受生理功能影响，而且与人的情绪直接相关。

　　大量事实和临床经验表明，神经因素作为始动环节，对激素的分泌影响极大，人的心理是否健康，情绪的好坏，心理承受能力的强弱，对激素的分泌多寡产生直接或间接的影响，自然也就会影响身心的健康。因此，如何把握好精神因素这一始动环节，如何保持一颗平常心，乐观面对一切挑战，让机体各种生理功能对应激源作出积极平稳的应答，这是调控好体内激素动态平衡的首要环节。

②饮食调节是保持体内激素动态平衡的物质基础。

激素种类繁多，但依功能分两大类：一是脑部激素与甲状腺激素，由蛋白质构成，蛋白质可传递难以计数的信息；二是以胆固醇为基础的激素，即由肾上腺、卵巢与睾丸分泌。但所有的激素都是整体运作的，某种下降了，必然会影响其他激素的分泌量，正因为这样，所以均衡饮食将对激素的分泌起决定性作用。

医学博士、营养学家、抗衰老专家黄颖，独树一帜提出"激素平衡饮食3∶4∶3的原则"，即30%蛋白质、40%碳水化合物、30%脂肪。这一原则出于对激素的考虑，强调食物是制造激素的基础，同时也是引发一系列激素反应的导火索。因此，可运用食物来调控激素的分泌。这一原则的核心聚焦在饮食的平衡上，并非集中在热量摄取的精确度上，而是围绕对细胞修复所需的均衡上。蛋白质既是细胞修复的原料，也是制造激素的主要原料；碳水化合物既能为大脑提供能量，又是神经传递和生态平衡必不可缺的物质；而脂肪所提供的脂肪酸不仅是细胞生态构造与平衡必需的原料，而且是控制血糖，尤其是合成以胆固醇为基础的激素（如脱氢表雄酮、雌性激素及睾酮）的生成与运作的主要物质。由此可见，任何一种激素的制造与功能运作都离不开均衡的营养，只有食物符合生理健康了，才能保持体内激素分泌的平衡。

当然，机体所需的营养素是多方位的，还需多种酶、花青素、辅酶Q_{10}、谷胱甘肽、类黄酮等，这些不同的抗氧化剂都有它独一无二的生物学活性，作为生物网络的一部分参与协同工作，各自扮演不同的角色，对机体内分泌及各个生理系统的动态平衡具有不可替代的作用。由此可见，营养均衡对激素分泌的平衡起着举足轻重的作用。

③健身运动是保持激素分泌平衡决不可缺的重要条件。

科学已表明，适度有氧运动可降低体内胰岛素的含量，而无氧运动则会提高生长激素的含量。可见，交替健身运动对保持激素平衡的契合度颇具意义的作用。

有氧运动是增强代谢功能，改善心脑血管健康的有效途径。有氧运动不断增加氧供求与氧消耗的能力，从而也增加了肌肉中有氧酶的含量，促进机体热量的消耗与脂肪的分解，运动时肌肉的伸缩活动比静止时多30倍的葡萄糖供给量，它不需要胰岛素的参与，既降低了胰岛素的含量，又起到保护胰岛细胞的作用。

无氧运动是在肌肉"缺氧"状态下进行高强度的剧烈运动，能使肌肉发达、强健有力，减慢肌肉和血管老化进程，防止脂肪堆积，提高免疫功能。同时，无氧运动15~30分钟后，身体的生长激素及雄激素会增加分泌，这对肌肉增长和激素调节均有益处。

总之，健康的生活方式和科学合理的运动，对激素的分泌与调节都能起到良好作用。运动不仅大量消耗热量，有利血糖水平的平衡，更主要增强了机体代谢的速率，既达到健身之功，又有利于激素的动态平衡。

7. 性生理的平衡

性生理的平衡或称性激素的平衡，是机体生理平衡必不可缺的重要组成部分。

但在我国的传统观念中，对性话题是一种禁忌，人们碍于面子也往往羞于启齿，就这样躲躲闪闪一代传一代，阻碍了人们对其进行正面交流与认知。现实生活中，人们只能偷偷摸摸地学，却不知正面认识它、享受它，似乎结婚只要生育就完成任务，这种不正常、不健康的家庭婚姻生活不知坑害了多少人！

在当今社会和科学快速发展的今天，已经发生了根本的转变。正如我国中国工程院院士、著名泌尿外科专家郭应禄指出："对于幸福，性功能非常重要，有了性健康才有幸福，健康的性生活，包括整个过程，任何一个环节出了问题都会影响幸福。"可见，如何理解性生理的平衡，这是机体生命平衡所决不可欠缺的。

性激素是机体中重要激素之一，可称为机体的"保护神"。由于男女生理结构不同，性激素分泌器官也不同，自然对生理、心理和性需求也不同，特别是随着年龄增长，性落差变化更大，这些变化必然会给身心健康造成诸多的影响。

男性激素来自睾丸，它既是男性性欲的"发动机"，又是肌肉发达骨骼粗壮的"催化剂"。睾丸是机体中最聪明的器官，不但知冷暖会自动"升降"，而且还有很强的自我保护意识。它产生精子和男性激素，既担任传宗接代的重任，又是维系男性特征的重要标志。性激素随年长而递减，从40岁开始分泌下降，不仅性能力随之降低，而且直接导致前列腺增生、失眠及其他慢性病的多发，影响身心健康。

女性激素或叫雌性激素由卵巢产生。卵巢是女性最重要的性器官，它分泌激素，产生卵子，显示女性特征，是女性最重要的生命"保护神"。但35岁后卵巢功能就开始衰退，40岁雌激素分泌量以每年2%~3%速度递减，步入更年期后，随之而来的问题更多，月经不来了，形体不对了，情绪不好了，几乎50%的女性会出现围绝经期（更年期）综合征。

"男大当婚，女大当嫁"，这是性生理发展的必然。要知道，适当的、正常的性生活是维护人体器官生理活动所必需的，也是维护身心健康所必不可缺的。大量史实证明，夫妻恩爱、生活和谐是促进健康长寿的重要因素。性生活过程中会分泌许多有益健康的激素，促使新陈代谢加快，从而使体内生态发生诸多有益的调整与变化，无论对精神情绪、还是对免疫功能均会产生积极的影响。

正因为这缘故，所以普及掌握性生理调节的相关知识，就显得格外重要：

（1）性生理和其他生理功能一样，有其不同的规律与发展阶段，了解其规律特点，对调节生理平衡大有裨益。

《黄帝内经》将生理盛衰以女性每隔七年、男性每隔八年为一个阶段，故有"女七男八"之别，这是中医学对人的生长、生理规律的精辟总结。

《黄帝内经》认为："女子七岁，肾气盛，齿更发出。二七而天癸至，任脉通，太冲脉盛，月事以时下，故有子。三七，肾气平均，故真牙生而长极。四七，筋骨坚，发长极，身体盛壮。五七，阳明脉衰，面始焦，发始堕。六七，三阳脉衰于上，面皆焦，发始白。七七，任脉虚，太冲脉衰少，天癸竭，地道不通，故形坏而无子也。"

这段精辟的描述，把女性一生的生理演变过程说得清清楚楚、明明白白，并重点突出了经期、生育期和更年期，即二七十四岁，天癸至来月经，标志发育开始；三七二十一岁至四七二十八岁，女性身体健壮，是最佳生育年龄；到了七七四十九岁，任脉虚，太冲脉衰少，则月经减少，直至停经步入更年期。此时，连体形也变差了，自然也无生育能力了。

《黄帝内经》将男性生理盛衰以八年为一阶段，则丈夫八岁，肾气实，发牙齿更。二八肾气盛，天癸至，精气溢泻，阴阳和合，故能有子。三八，肾气平均，筋骨坚强，故真牙生而长极。四八，筋骨隆盛，肌肉满壮。五八，肾气衰，发堕齿槁。六八，阳气衰竭，于上面焦，发鬓斑白。七八，肝气衰，筋不能动，天癸竭，精少，肾气衰，形体皆极。八八则齿发去。

《黄帝内经》认为：男孩发育比女孩晚，且以8年为节律，刚开始只差1岁，可到了更年期，八八六十四岁时就相差15岁了。小男孩8岁时肾气还不足，到二八十六岁时才肾气盛，天癸至，开始长胡须，到24岁才是发育黄金时期，到了四八三十二岁时"筋骨隆盛，肌肉满壮"，到了发育的高峰，此后开始走下坡、老祖宗把它当作"分水岭"。到了40岁就肾气衰，48岁时阳气上不到脸了，中医学认为人的脸上有6条经脉，走的都是阳气，此时阳衰也就"发鬓斑白"了。到了七八五十六时，则肝气衰，筋不能动，天癸竭，精少，肾气衰，形体皆极了。这就告诉人们，这是自然规律，别再逞英雄、瞎折腾了。此时，若再滥用什么"药物补肾"，就等于"烧肾火"，加快衰老与死亡！以上规律是老祖宗留给后人的养生宝贵财富，且需珍惜，并学以致用，将受益匪浅。

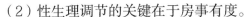

（2）性生理调节的关键在于房事有度。

由于性激素分泌的量是随年长而递减，自然性能也随年长而降低，因此夫妻双方的性生活自然要与年龄相同步，要把握好一个"度"。对此，古人有诸多的至理名言，认为，"房中之事，既能生人，也能煞人。譬如水火，知者可养生；不能用之者，立可尸矣。"故有"自古房劳无寿者"之说。

那么，如何把握这个"度"？概括地讲有"欲不可早，欲不可纵，欲不可强，欲不可绝，欲有所忌"。

欲不可早。尽管女14岁、男16岁天癸至，已有生育的能力，但其生殖器尚未成熟，何况结婚意味着成家立业，要承养育之责，故《内经》要求"男三十而娶，女子二十而嫁"。正如《寿世保元》所说："男破阳太早则伤其精气，女破阴太早则伤其血脉。"明代医家万全形象地说："少年动欲，譬如园中之花，早发必先萎也。"

欲不可纵。孔子在《论语》中指出："君子有三戒，少之时，血气未成，戒之在色"，指的就是年轻人不能贪色，即便到了结婚之际，也决不可纵欲无度，若肾精耗损过度，势必导致早衰；到了中年，更应注意节欲保精，以求延长益寿。不仅如此，若纵欲所生之后代，还会因先天之不足，乃至危害终身。

欲不可强。古人认为，强力行房，百害而无一利。夫妻行房，只有情欢意洽，男欲女应，女欲男从，贵在欢畅；若是男强女弱，则女畏男；反之，若女强男弱，则男惧女。若强行交合或勉强交合，则对双方均有害。

欲不可绝。性欲是人的自然本能，也是人的生理需求。《孟子·告子上》曰："食、色、性也。"《老老恒言》说："男女之欲，乃阴阳自然之道。"人的性欲只能顺其自然，既不可超，也不可杜绝，应顺应自然界天地阴阳之道，造化自然之理而行之。《妇科玉尺·月经》说："昔人谓精至，十年无男子合则失调，室女忧思积想在心，则经闭而痨怯者多。"古人一再强调，夫妻阴阳交合决不能人为抑制，唯一方法遵守应有法度，注重节制有益健康；反之，若禁欲、绝欲则违背生理规律对健康危害颇多。

欲有所忌。古人认为，从欲不可早、欲不可纵、欲不可强、欲不可绝的历史经验中，还应欲有所忌，并进一步指出，"男女媾和之际，更有避忌，切须慎之。若使犯之，天地夺其寿，鬼神殃其身，又恐生子不肖不寿之类。"故男女行房必须了解禁忌之规：①大病初愈不可入房以防意外；②酒足饭饱不入房，"醉以入房，以欲竭其精，以耗散其真，不知持满，故半百而衰。"饱食之后，气机不畅，易生意外；③七情太过不宜入房。孙思邈说："人有所怒，气血未定，因而交合，令人发痈疽。""大喜、大怒……皆不可合阴阳。"七情太过体内气血运行紊乱，此时入房乱上加乱，会给夫妻双方造成双重损伤。④女性经、孕、产期不入房。经期易招妇科疾患，孕期胎气未定易流产，产后恶露未净绝不可入房。⑤历代医家还强调，凡大风、大雨、大暑、大寒、日蚀、月蚀、雷电、地震等天地阴阳错乱之时，均不宜入房，若把握不好，不仅将影响夫妻双方的心情，更会祸害后代健康。

（3）把性生理平衡上升到文明高度来认识与对待。古往今来，性生理平衡自然是生命平衡的重要组成部分，也是人类生态大平衡不可欠缺的重要内容，必然是人生健康幸福的应有之义。只是在很长的历史时期，受传统观念的束缚，人们羞于齿口，不敢正面言谈，随着社会的进步，虽已走出认知的误区，但仍停留在就事论事上，还未能上升到文明的应有高度。应当说，性生理的需求，不仅仅是为了满足性心理的需要，而且包含着多方面、多层次的意义。在生物学层面上，性爱是一种与生俱来的本能，是生命延续的唯一途径，是维护生理和生殖健康所必不可缺的一种重要的生理活动；在心理层面上，性爱是一种心理欲望的最高满足与享受，性生活质量越高，性幸福感越强，对身心健康的促进作用也越大；在社会学层面上，性爱是升华夫妻感情、维护婚姻关系，保持社会安定的重要途径；家庭是社会的细胞，家庭生活安定健康了，社会稳定安宁就有了坚实的基础。只有站在这样的高度，我们才能真正地认清性生理平衡的丰富内涵和科学本质，才能让我们更加自觉地把婚姻家庭的生活维护好，让家庭的婚姻生活更美好、更健康。

8. 肠道微生态的平衡

肠道里栖息着几百种有益菌与有害菌，它们之间平衡与否，直接关系到肠道屏障能否发挥保护作用，这种微生物与人体间相互制约与依赖的平衡称为肠道微生态的平衡。

肠道微生态的平衡是机体、生命平衡的重要组成部分，对维护生命健康起着十分重要的作用，就养生保健而言，营养"好"未必就好，只有吃得香、排得畅，肠道畅通无阻，保持"进出口"平衡，才能达到肠通、人美、健康。

肠道微生态平衡俗称"肠道卫士"。它可在肠道形成一道菌膜屏障，能抵抗致病菌，减少毒素的吸收，降解致癌因子，还能合成非必需氨基酸和多种维生素，促进微量元素的吸收与新陈代谢的正常等作用。世界微生态学会主席光冈知足认为，人体一生中，肠内一直生存着大量的有益菌和有害菌，它与人体共生存，肠内如果没有这些微生物，人就无法存活。人的健康长寿得益于有益菌在肠肠道中占优势，以有效抑制有害菌的繁殖，维护肠道微生态的平衡。

科学已证实，肠道生存细菌之多，甚至超过人体细胞的总和，如果将其排成一列的话，可以绕地球两周半。如果按其功能区分，大致可分三类:即有益菌、有害菌及既非有益也非有害菌。

有益菌的杰出代表是双歧杆菌和乳酸菌。能防止肠内食物腐败，抑制有害物质的产生；能在体内合成B族维生素，制造有机酸，抑制病原菌的增生，预防传染病；能刺激体内免疫功能，预防和分解致癌物质的产生，素有健康"守护神"之称。

有害菌的代表是产气荚膜杆菌、葡萄杆菌、铜绿假单胞菌、韦永氏菌、大肠埃希菌等。它们的作用与有益菌相反，使肠道蛋白质、氨基酸腐败产生有毒物质。如果人们食用过多高蛋白、高脂肪的食品，这些有害菌就大肆活动，产生各种有毒有害的胺、氨气、吲哚衍生物、硫化氨等。一旦有害菌在肠道占优势，产生毒素越多，对健康危害就越大。

肠道中有益与有害菌时常处于战斗、争地盘之中，基本上是谁占优势谁定居。因此，如何使有益菌占优势，确保肠内微生态平衡，自然是维护生命健康的重要环节。因此，充分认识有益菌的生理功能特点，也就成为维护肠道有益菌占优势的重要前提。

科学已证实，胎儿在母体内处于无菌状态，故出生时婴儿的胎便是无菌的。但从无菌到100兆细菌的持有者，仅仅只要一天时间，其发展之迅速令人难以置信，但客观检测结果的确如此。

婴儿的肠道，开始时双歧杆菌未占优势，喂乳后第5天就占有绝对优势。研究表明，母乳中含有50多种低聚糖成分，极利于双歧杆菌的繁殖发育，很快双歧杆菌就占95%以上，因为这种有益菌不发酵产气，所以婴儿的粪便几乎洁净无臭；相反，因双歧杆菌产生有机酸，故粪便有一种香的甜酸气味。但一过断乳期，摄取的食物和成人一样后，有害菌就迅速增加，粪便发酵变臭，肠道菌群几乎同成人相似，但有益菌仍占绝对优势。至20岁后逐年递减，50岁后约占儿童的10%，到老年时则不足1%，此时不仅免疫功能衰退，而且衰老进程也随之加快。问题还在于，此时有害菌也"乘虚而入"，加快了繁殖速度，在肠道中占了优势，故大量产生有毒有害物质，破坏了肠道微生态的平衡，以致降低了抵抗力，诱发多种慢性病。

除年龄因素外，季节变化对肠道微生态的影响也颇大。科学家测定，一年四季中，有益菌在肠道中冬天最多，夏天最少，占冬天的40%左右。肠道中菌群数量的变化与不平衡，势必影响肠道生态环境的优劣，进而影响消化吸收与废物的排除，乃至影响机体的健康。这就是冬季宜进补，夏季易患肠道疾病的原因。对此，美国科学家瑞杰森博士有一个极具说服力的结论：由于肠道生态的变化，夏季不仅新陈代谢旺盛，废物排泄增多，而且双歧杆菌数量最少，有利于有害菌作乱，故夏季虽占一年的1/4，但人体的衰老进程却占全年的81%。因此，夏季一定要特别注意饮食卫生。

当然，肠道的生态平衡还与个人的精神情绪及饮食习惯有关。因消化道由自主神经主管，最易受环境变化与精神情绪的影响，有些人特别是神经较脆弱的女性，常会因一些小事就焦躁不安，以致出现胃肠不适或便秘。至于饮食结构更会直接影响到有益菌与有害菌数量的多寡。清淡、多纤维的食品，不仅利于有益菌繁衍，而且还能促进肠道蠕动，便于多余胆固醇及有毒有害物质排出；尤其是多吃豆类食品不仅补充了优质蛋白，而且大豆低聚糖还能促进双歧杆菌在结肠中以40倍的速度递增繁衍，这对维护肠道生态平衡和防止肠道疾病发生无疑是极为有益，难怪古人讲"宁可一天无肉，不可一日无豆"。相反，多吃高蛋白、高脂肪、高热量的食品就会利于有害菌的繁殖，这些难以消化吸收，积存在肠道内就会在有害菌的作祟下腐败产生毒素，从而诱发各种慢性或恶性疾病的发生。

另外，还有一点必须提及，滥用抗生素会抑制肠道有益菌的繁衍，导致有害菌"乘虚而入"，快速繁殖，从而破坏菌群的平衡，对此应警惕防范。

那么，怎么维护肠道微生态平衡呢？

人们可能对肠道是人体最大的免疫系统还不太了解。德国科学家的科研报告指出："如果能够治疗疾病的物质都称作药的话，人体自身至少可以产生1万多种药，而这一万多种药物有70%以上是在肠道中，一般的疾病靠这些'药物'就完全可以治愈。"可见，肠道免疫系统功能之强大。

事实上，在机体内部，肠道黏膜表面所构筑的这层"菌群屏障"，就是由肠道黏膜上皮和淋巴组织分泌黏液、抗体和有益菌组成，它能阻挡有害菌穿过肠黏膜进入血液，并具有隔离杀病菌的作用，是肠道内"第一道防线"，要知道成人肠黏膜面积达200平方米左右，其防线之长，作用之大，绝不可低估。而且双歧杆菌等还能调节肠道的酸碱度和氧化还原电位，抑制有害菌生长，合成人体所需的多种维生素，清除致衰、致病因子，提高免疫功能。特别是50岁后，人的肠黏膜变薄，血管粥样硬化，肠道功能变差。因此，更应重视肠道微生态平衡的呵护。

简要地讲要注意以下三点：

一是要保持良好心态。这不仅是心理健康的需要，也是维系肠道微生态平衡、增强双歧杆菌活力所不可欠缺的心理因素；反之，过度紧张、过高压力，同样可影响肠道菌群的失调。这一点，对更年期女性和老年群体尤为重要。

二是均衡营养、节律饮食。对肠道产生一种良性刺激，多吃蔬菜瓜果和豆制品、等纤维性食物，有利于益生菌的生长，有助于肠道黏膜的健康；少吃肉类食物，不仅有利于肠道微生态平衡，而且还有利于体液酸碱度值的平衡，自然对老年人的健康大有好处。

三是要防止便秘。便秘是肠道"保护层"受损的危险信号，也是肠道疾病的早期征兆，但人们往往并不当它一回事。日常生活中，人们都容易把"吸烟和肺癌"联想在一起，却往往忽略"便秘与大肠癌"联想在一起。专家告诫，"便秘和大肠癌"的关系较之"香烟和肺癌"的关系更密切。因此，切不可掉以轻心。应根据便秘的性质，采取有效措施加以防治，以维护肠道的畅通和微生态的平衡，进而达到肠舒人美，健身长寿。

第三章 心理平衡

　　心理平衡指的就是心理健康。可以说心理平衡的人，通常都是心理健康的人；心理健康的人都是思维健康、性格开朗、心胸豁达、情绪乐观、心境宁静、富于进取的人。

　　心理健康当然是生命平衡的最重要部分，一个整体健康的人应当是生理和心理都健康，只有两者趋于和谐统一，才能适应社会发展的需要，与社会相适应。

　　从某种意义上讲，心理健康集中到一点，就是一个人的思维方式健康，心态好，心境宁静，心理平衡。作为高级神经活动占主导地位的人，心理因素对健康或疾病的影响始终是占第一位的。就养生保健而言，心态平和、心境宁静、心理平衡其作用几乎超过一切保健措施的总和，无疑是健康长寿的根本所在。只有心理健康了，心理平衡了，才会有人体内部各生理系统功能的和谐与平衡；只有生理和心理平衡了，才能与外界生态环境保持和谐与统一。因为大脑神经健康的人，它的心灵和肉体是密不可分、相融又相通的，其大脑中枢神经会根据内外环境和心理状态的变化，及时作出应激反应，并指挥协调机体各组织器官作出敏捷而准确的调节，从而保障机体内外生态环境的和谐与平衡。反之，如果大脑功能不健康，什么心理健康、心理平衡统统都是空谈。事实上，一个人心理健康了，才能构筑起坚强的"心理免疫防线";心理平衡了,心境宁静了,大脑中枢神经系统才能有条不紊地指挥机体各个系统沿着健康的生命轨道进行正常的生理运转;同时,大脑又能指挥免疫系统发挥最佳免疫功能,从而确保身心健康。所以在日常生活中,人们常可见到,大凡心理健康的人,不但精神饱满,生活质量高,学习工作成效好,往往多健康长寿,而且还少得病或不得病,即使得了病好起来也快,其心理免疫功能之强大,甚至会让你无法想象。

一、何谓心理健康,其标准是什么?

心理健康,应当说是经常处于相对的或者动态的水准。它与生理健康相比,不像生理健康那样有明确的生理指标界限。因为心理活动本身就无一定的规律,它时隐时现,时而平静,时而狂热;正常的心理活动与不正常的心理活动常常是相对的,两者在某些情况下虽有本质的差别,但更多情况下又可能是程度不同而已;而且人的心理活动又时刻受到多种因素的制约与影响,诸如生理因素、心理状态、环境变化等,处境不同心理反应也各异;特别是年龄、性别的不同,受教育程度不同,其心理活动的广度和深度也就不同,自然所承受的心理能力也就不同。因此,心理健康的水平也就不一样。可以说,处于一般心理健康水平的人,即使没患什么心理疾病,但也易受外界的干扰与影响,其生活质量也只能处于相对低的水准;若心理健康水平高者,心理素质好,自身有一套强大的自我调节的心理机制,能经受各种心理挫折与考验,使自己的情绪与心境经常保持良好的状态,生命充满活力,健康长寿就有可靠的保障。

对于心理健康的标准，并无固定的模式。一个人的心理是否健康，总是要通过一定的心理行为表现出来。尽管不同时期反应的特点不尽相同，但心理健康的人在较长时间里总是会相对持续地保持心态的宁静与稳定，心理平和与安详；一个人若偶然出现一些不健康的心理行为，并不意味着此人心理不健康，何况人的心理变化会受客观事物刺激的影响；一个人的心理不可能时时事事与社会和人生事件相适应，一旦他认清了事物本质之后，很快就会调整与之相适应。可是，一个人若是经常、反复地出现一些不健康的行为举止，或语无伦次，或文不对题，就应警惕其健康状况了。正因为人的心理健康是一种极其复杂的心理活动与行为反应，所以如何判断、维护和调节好自己的心理健康，的确是一门学问。

尽管如此，心理健康仍是有据可依的，它可以通过社会的常态标准、社会适应的标准、主观经验的标准，以及心理测验的标准加以鉴别，得到客观公正的认可。

其实，中医学早有精辟论述。《黄帝内经》曰："心者，君主之官也……故主明则下安，此善养生者则寿。"在《淮南子》中又曰："神情志平，百节安宁，养性之本。"中医学所讲的"心"和"神"，就是现代医学的中枢神经系统，只要中枢神经功能健康，生命机体各个系统就能运转正常，否则神志失常，心理失衡，势必百病丛生。所以中医学一再强调"心为君主之官"，只有"心"主神明了，神志平和协调了，生命平衡才能有保障。正如现代医学所说，若是中枢神经失常，情绪失控，心理活动失衡，势必导致肉体——细胞、生理活动的失调，从而构成健康与疾病的此消彼长的"杠杆"。由此可见，心理健康用一句话来概括就是脑功能的健全与思维活动的健康。

从我国现实出发，心理学家对心理健康提出了五条要求：

一是智力正常，这是心理健康的首要环节。大脑是一切心理活动的发源地，只有脑功能健全，思维活动正常，人们才能客观地认识自己，认识他人，认识世界，这是人思想、情绪、性格、行为的根基，如果脑功能不健全，智力不正常，那心理健康就无从谈起。

二是情绪稳定，这是心理健康的又一重要标志。人的情绪源于对客观事物的认识与判断及所采取的行为态度。人的情绪好坏是由情商调控，一个高智商的人，情商不一定高。事实上，高智商低情商者大有人在。现代著名心理学家戈尔曼曾提出人生成功处方 =20% 智商 +80% 情商。因为情商的高低，将左右你能否正确认识和主宰自己的情绪，并将影响你能否认知别人的情绪和友好相处。由此可见，一个人情商水平的高低，不仅会影响情绪与健康，而且关系到事业能否成功和家庭能否幸福。一个心理健康的人，往往都能掌控好自己的情绪，而且让自己智力得到充分发挥。

三是社会适应能力，这是由人的社会性所决定的。人不光是生物的人，自然的人，而且是社会的人。任何人都不能离开自然，也不可能离开社会孤独生活。你的适应能力强或弱，影响到心理健康水平的高低，健康人会主动去适应，如鱼得水；不健康的人则与自然、社会和别人格格不入，不相适应。尤其当今社会，科技高度发展，竞争激烈，人际关系越来越复杂，带来的心理压力也越来越大。因此，如何提高自己的社会适应能力，自然是现代人必须回答解决的重要心理课题。

四是和谐的人际关系，这也是心理健康所必不可缺的心理要素。社会的人，都要在社会空间中生活，人和人之间都有着不同的心理距离，这就构成了不同的人际关系。人与人之间相处的好坏，对人的精神生活影响极大，相互信任，融洽相处，亲密无间；相处不好，相互猜疑，处处设防，关系紧张，势必影响心理健康。应当说，好的人际关系，从生物学角度，看起来是利他，实际也是一种利己的行为。就像物理学上的"牛顿第三定律"，任何作用力，都会有一个与之相等的反作用力。同样人际关系中，你喜欢别人，别人最终也会喜欢上你；你讨厌别人，别人总有一天也会嫌弃你；你真诚待人，别人也会以心相待；宽以待人，严于律己，会博得别人的尊重与厚爱。在人与人相处时，千万别耍小心眼，算计到最后是搬起石头砸自己的脚，防人之心可以有，害人之心不可存，害人反害己。在漫长的人生旅途上，宽容与友谊是维护人际关系的最佳选择，无论对宽容者或被宽容者的心理健康都是有益的。

五是健全的性格特征，这一条也非常重要。心理学有句至理名言"性格决定命运"。性格是指一个人对现实的态度及其行为方式的稳定特征。每个人都有自己的独特性格，有开朗的、有孤独的、有果断泼辣的、也有优柔寡断的，等等。有的心理学家把性格分为内向、外向型；也有分为A、B、C型的。不管怎么分，性格不同，对待外界刺激所产生的应激反应各异，表现在情绪和行为态度上就有差别。医学统计学表明，一个人容易得什么病，什么时候得病，这同性格紧密相关，个人的心理特征会影响内分泌和免疫功能，成为诸多身心疾病的发病基础；同样，不同的性格会对不同的人或事，采取不同的认知深度与行为的态度，最后造成不同的结局。所以健全个人的性格修养，对心理健康就显得格外的重要。

二、身心健康与"短板效应"

20世纪30年代，国际上兴起一种身心医学。它的兴起更加重视人的心理因素，以及生理因素、社会因素相互作用对健康与疾病的影响。

长期以来，人们往往只重视生理健康和机体疾病，而忽视心理健康和社会适应健康，自然也就对心理因素和社会因素诱发的疾病未能引起足够的重视。随着时代的发展，尤其是当今社会生活节奏日益加快，竞争日趋剧烈，精神压力日渐加重，人们对自身的认识也不断地加深，时下，人们对健康的认识已发生质的飞跃，传统的纯生物医学模式已上升到生物—心理—社会—自然医学模式，"心理健康是健康的一半"的新健康观正日益深入人心。也就是说，过去人们往往只注重"病从口入"，现在看来已远远不够，不仅应重视"病从口入"，更应重视"病从脑入"，警惕心灵病毒对健康造成伤害。更值得一提的是，在新千年到来之际，健在的80多位诺贝尔奖得主云集美国纽约，共商21世纪人类最重要的主题是什么？结果这些智慧之星的共同结论仍然是健康。健康是人生的永恒主题，只是健康的水准又上了个新台阶，更加强调心理健康和道德健康的整体健康，并且明确指出，21世纪的健康主题是心理健康。由此可见，科学家们对健康的认识也是随着社会与科学的发展不断深化与提升的。

既然健康受生理、心理、社会、环境、道德等诸多因素所制约，这些因素将构成并影响个人的生理与心理状态，以及机体的健康程度。如有的人心理素质较差，心理承受能力较低，就容易受外界环境的变化或心理压力的影响，引发心理平衡失调而导致生理功能紊乱而致病。

在日常生活中，我们常可见到盛水的木桶，它是由多块木板构成的，其盛水量的多少，是由木板的长度决定的。但若其中有一块木板长度较短，就成了这个木桶盛水高低的唯一决定因素，其余的木板再长也毫无用处，这种现象心理学称之为"短板效应"。这种效应对木桶是如此，对人的健康也是同一个道理。一个人的身心健康状况如何，同样受多种因素的制约。

如果其中某一个因素不健康，势必会严重影响整个身心健康。当然，其影响程度的深浅，必然同个人的年龄、体质、心理健康的程度，心理承受能力的大小，品德、修养的差异都是分不开的，但有一点必须肯定，其中必有一块"短板"在起决定作用。正因为这样，在我们的人生征途中，就必须认清自己的生命"短板"，以便及时采取有效措施加以防范。

尽管改革开放后，人民的生活水平和健康意识有了很大提高，健康投资也从来没有像今天这样被重视，健康水平有一定的提高，但从医疗统计来看，整体状况仍不容乐观，发病率不但没下降，反而有所上升，甚至向年轻化蔓延。这是为什么呢？这不得不从深层次去分析，以便找出其中的"短板"。

应当说，随着社会的进步和科学的发展，尤其是改革开放的深入发展，社会各行各业的竞争十分剧烈，给人们带来的精神压力之大前所未有，对人们的思想和心理的冲击之大也是前所未有，由此所引发的社会心理问题之多也前所未有，尤以诸多中青年精英的猝死，以及心理失衡诱发的矛盾与疾病，均向人们敲响了"警钟"！与此同时，伴随而来的生活方式疾病又居高不下，所有这一切，人们都不得不引起深思？是否"心理短板"已成为危害健康的主要"缺口"？有些影响人们身心健康的因素，看起来是微不足道的，有时似乎是孤立的、互无联系的，其实都是相互影响、相互转化的，并且随着时间的推移，数量的积累还会发生质的变化，何况人的一切生理、心理活动都离不开大脑中枢的协调指挥，否则就谈不上平衡与健康了。

还有一点应当注意的是，长期以来人们往往只重视生理健康，以及物质营养和体育锻炼，却很少关注心理健康和相关知识的普及教育，以至于不少人至今还不清楚什么是心理健康？更弄不明白心理健康的标准与保健方法，甚至在认知上还存在不少误区；有的把心理疾病同精神疾患等同起来，有的患有心理疾病照样不肯承认，更有甚者讳疾忌医，这怎能不伤害身心健康呢？事实上，当今人们"心情不好"几乎已成为一种"流行病"，生存压力让很多人越来越情绪化，它就像"情绪感冒"一样普遍，可是心情与心态这个东西，既无色，又无味，既看不见，又摸不着，身体已发出了"警报信号"，但自己却还没意识到，若是长期如此，又怎么会不伤害身心健康呢！

至于道德健康，自然也是心理健康的重要部分，与心理平衡也是密不可分的。古人一向认为"仁者寿"，并崇尚"善有善报，恶有恶报"的因果关系。从现代心理学角度来看，这是很有科学道理的。善者，处事和善，助人为乐，心地坦荡，心平气和，情绪稳定，心情愉快，自然有益健康长寿。反之，道德败坏，心境不安，长期处于紧张忧虑之中，甚至惶惶不可终日，势必导致中枢神经功能紊乱，内分泌功能失调而致病或致命。

当今，我们正处在一个伟大变革的时代。人们要想在这竞争日趋剧烈的环境中站稳脚跟，并跟上时代的步伐，光有健康的体魄和物质的营养是远远不够的，还必须加强精神道德修养，不断提高心理健康水准和自我心理调控能力。也就是说，人们必须认清自己心理健康的"短板"，加强心理健康的建设，才能使身心健康水平提高到一个新的高度，只有这样才能与时代的发展相适应。

三、"相"由心生，"病"由心起

心理学认为，心与身是有机的整体，是不可分离的。反应在日常生活中，心态好的人，心情愉悦，笑口常开；反之，若心不安宁，心态紊乱，心不主神明了，必然会通过身体表达出来，病是表象，心是病根，这也是一种因与果的关系。

"相"由心生，如果从生理角度区分，人的相貌可分两个层次：外形为"长相"，是与生俱有的，而更深层次是精神上的，由"心"而发，是人的心态、情绪长期积累的结果，反映在脸上即形成"心相"。"心相"绝非一朝而就，是日复一日，点滴沉淀，年龄越大，脸上的内涵越丰富越明显。难怪有人说："二十岁的脸是天生的，三十岁的脸是生活雕刻的，而五十岁的脸是心灵的写照。"正如日本文学家大宅壮一所说："一个人的脸，就是一张履历表。"

小孩子天真无邪，一脸写满单纯喜悦；年龄渐增，内心日渐复杂，脸相也与日丰富，你赋予它什么，它就会拥有什么。脸是心态的写照，品性善良的人，年龄越大，脸越柔和，让人越看越顺眼，越接触越喜欢；反之，一个人长相再好，但人品不好，写在脸上的"心相"会越来越难看，相互心照不宣，心理距离会越来越远。

"病"由心起，即从心理层面表明，人的心身健康，一刻也离不开心理的主导作用，心理健康是生命的灵魂，身体是心理的"显示器"，人的心既可以滋养生命，利于健康；同样，人的心若是"乱"了，或是"病"了，生命的机体必然就会生病了。

在此，我还要提醒大家注意一件事，即当你生病之后，千万要重视自己心态的取向。

有一位德高望重的老和尚曾经讲过，每个人的病痛，往往与其内心的"罪孽"不解除有关。那么，是什么东西"堵住"了我们的心呢？他认为，最主要有"五毒"，即"怨、恨、恼、怒、烦"五个负面情绪，这就是导致疾病发作的最基础的原因。病皆由心起，心乱乃百病之源，人的一生，其实最重要的就是要修这一颗躁动不安的心！心静则百病消！

所以，中医学认为如果你真正要解一个人身上的病，不仅仅要从身体层面上看，更重要的是要去看他的"心性"。而每个人的心性又是不一样的，有光明的一面，也有阴暗浮躁的一面，那就是经常出来作乱的不良情绪，它不仅会令我们心情不愉快，更会让我们身心不健康，甚至疾病缠身，可以说几乎所有疾病的发生、发展，乃至恶化均与之息息相关。

正因心态、心念、思绪会左右我们的情绪，由此又会影响到健康及疾病的治疗，所以我们得病之后，怎么正确看待和对待疾病又将成为我们日常生活所必须回答和解决的课题。

这是为什么呢？心理学家认为这是一种信念的力量，切不可小觑。有时候单纯药物治疗解决不了问题，找准了病因却一点就"通"。其实，这也是不同的信息或信念体现在能量的频率与振幅不同的结果。所以，当你遇上重病之时，有没有坚强的信念，有没有必胜的决心，有否坚强的"心理防线"，这同能否战胜病魔关系十分密切，心理上战胜了，就能调动机体所有免疫能力，争取更多的机遇与之周旋，直至战而胜之；否则，"心"一乱，防线就乱，势必兵败如山倒，两军相遇，勇者胜，用兵如此，与病魔作斗争何尝不是如此！

还有一点应当提及的，病有轻、重、缓、急之分，与病魔斗也应采取不同的策略，正如兵家所言："兵来将挡，水来土掩"，无论是急性病，还是慢性病，也不管它是恶性的，还是良性的，都切不可动摇了自己的决心与信念，都绝不能被疾病牵着鼻子走！

同样是治病，你关注的侧重不同，效果就大不相同。生病之后，你整天想的是"病"，还是着重想健康？从表面看似乎是一回事，仔细分析却有本质的区别:头脑里老想着病，想吃什么药治好你的病？你整天就会被负面信息所包围，弄不好就会被病牵着鼻子走，心理压力会越来越大，免疫功能会消退，结局往往不好。相反，当你生病后，放下包袱，轻装上阵，一心想的是健康，仍然专心致志投身到专注的事业上；或者放下一切，既来之，则安之，轻轻松松去旅游，让身体慢慢增强抵抗力，待到蓦然回首，还不知病从何时康复的。为什么会这样的呢？因为你头脑想的是健康，大脑就会源源不断地分泌内啡肽，同时会释放出大量的正能量，无穷的意念力，自然会让你转危为安走向健康。由此可见，当我们与疾病尤其是重大疾病作斗争时，切不忽视意念、信念、毅力的精神力量，这就是常人所讲"信就灵，坚定信念就管用"。

四、百病生于气

中医学认为，"气为血之帅，血为气之母""气行血则行，气滞血则淤"，人体的许多疾病都受气的影响而发生。正如《黄帝内经》所说："怒则气上，喜则气缓，悲则气消，恐则气下，寒则气收，炙则气泄，惊则气乱，劳则气耗，思则气结"，故"百病生于气也"。

世间万物，危害健康最甚者莫过于生气。

现实生活中，怨气、闷气、怄气、赌气、怒气屡见不鲜，一气之下引起心脏病发作，以及心肌梗死、脑梗死也不少见，特别是年老体弱者更是"气"不得。所以，有的学者把生气看做是一把杀人不见血的"软刀子"。

心理学家认为，生气尤其是怒气和闷气，属一种负面效应极大的消极情绪，是心理极不平衡的一种反应，它对身心健康危害很大。现代医学已证实，生气对人体有以下害处。

一害肝脏。怒伤肝，怒则气机郁滞，肝气不通，肝胆不和，易引发肝病。

二害呼吸系统。悲伤肺，悲哀过甚，肺泡胀起，上焦不通，营卫之气不散，引发气急、胸闷、咳嗽及哮喘。

三害消化系统。人一生气，就像一块石头压在心头，造成饮食不思，消化不良，诱发胃与十二指肠溃疡。

四害心血管系统。情绪激动，喜怒无常，可引起心跳加快、血管收缩、血压升高，易诱发心脑血管病。

五害神经系统。气急败坏，心神不安，以致气乱，最易造成自主神经功能紊乱，甚至失眠、多梦、神经衰弱。

六害泌尿系统。可引发尿急、尿频、尿失禁，乃至泌尿系统功能失调。

七害皮肤。情绪失控会殃及皮肤，诸多的皮肤疾患与精神因素紧密相连，无论是青年男女面部的粉刺，还是常见的神经性皮炎，以及斑秃、银屑病(牛皮癣)、荨麻疹等均与精神情绪有关。

八害内分泌系统。不良情绪往往会过度刺激人体的器官、肌肉或内分泌系统，引发内分泌系统功能失调，并由此引发的多种疾病。大怒、暴怒还可造成心悸血涌，乃至猝死。

正如我国著名心脑血管病专家洪昭光教授所说："情绪可以杀人，只要你生气着急，1分钟动脉就可能100％狭窄（动脉痉挛性闭塞），整个心脏处于高度收缩状态，当即就会发生死亡。"我们平时说的动脉硬化、冠心病，其实是个慢性的发展过程，它不会马上硬化，而是每年硬化狭窄1％~2％，如果你抽烟，有高血压、高血脂，则增至3％~4％，所以动脉粥样硬化要经过十几年甚至几十年才能堵塞血管。可是，生气、暴怒等不良情绪，却可以短时间内把人害死，甚至有时一句话就把老年人气死！

另外，还有一则动物试验:有两条狗，其中一条捆起来，另一条自由自在。在没什么事时，两条狗都相安无事。后来，研究者拿了一块牛肉摆放在被捆的狗面前，它怎么挣扎也吃不上这块肉，于是就暴跳如雷，吠叫不止，不久就血压上升，心跳加快，狂躁不安；随后，另一条狗就有滋有味吃起肉来。这么一来，那条被捆的狗就更加气愤了，原本已伤害不轻，再加上嫉妒之极，很快就浑身哆嗦，直至垂死挣扎。

从上述试验中我们可以清楚地看到，生气对机体所造成的伤害是极其严重的。古人一向认为，气大必伤心，因为"心不爽，气不顺"，必将破坏机体生态平衡，导致生理功能紊乱而诱发疾病。特别是愤怒为"七情"之首，属最强烈的消极情绪，一怒之下，血压骤升，后果不堪设想。《老者桓言·戒怒》中指出："人们最记恨的就是怒。怒气一发，则气逆而不顺，窒而不舒，伤我气，则足以伤我身。"故"怒伤肝，气大伤神也"。药王孙思邈在《千金要方》中告诫人们："卫身切要三戒，大怒、大欲并大醉，三戒若有一焉，须防损伤真元气。"

现代医学则认为，每当出现消极不良情绪时，尤其是在暴怒发作之时，交感神经高度兴奋，迅速分泌压力激素，像点燃导火索引爆，首当其冲受伤害的是心脑血管系统，心跳加快，血压上升，胆固醇突然升高1倍以上，无疑这些都是诱发心血管疾病的罪魁祸首，难怪有的学者把心脏病称之为情绪的"牺牲品"。而忧郁则相反，它往往是长时间的郁闷、悲伤、沮丧、绝望等负面情绪，脑垂体肾上腺皮质激素大量分泌，必然会造成内分泌紊乱，免疫功能下降而致病。

在日常生活中，人们常说："人比人，气死人"，之所以会气死，实质是狭隘的嫉妒心理在作怪，是心理严重失衡引发的恶果。电视剧中三国时的周瑜，尽管文韬武略文武全才，但心胸狭窄嫉妒成性，结果让诸葛亮"三气"之下，抑郁出血，到临终前还仰天长叹"既生瑜，何生亮"一命呜呼！再如唐朝大诗人李贺，号称"鬼才"，一生呕吟咏，写出了上千首好诗，而流传于世仅有200多首，原来他的诗稿被嫉妒成性的表弟偷去投到潭中了！正如英国著名思想家培根所说："嫉妒像夜幕中的蝙蝠，它是一种扭曲了的、不健康的消极心理，有了它，就会竭力排除他人的优越状态，憎恨他人的成功，无论是相貌、衣着、才干、特长、老师的宠爱、领导的重用、家境的优裕等都可以成为嫉妒的因素。"若嫉妒之火越烧越旺，势必会让你陷入不可自拔的境地，最后陷入"人比人，气死人"的可悲结局。

总之，人的各种情感与情绪，均源于自身心理活动的一种"应激反应"，其关键取决于你本人对发生事件的认知深度和评估态度。美国心理学家沙赫特和辛格通过实验，说明一个人的不良心态或负面情绪的发生，要受到三个因素的影响和制约，即环境因素、生理状态和认知因素，三者缺一不可。单纯的环境因素或生理状态本身都不能单独决定情绪或影响人的心态，关键是你对自己的生理状态和环境因素有不同的认知解读，由此造成不同的情绪体验和心理反应。认知不仅决定着对客观事物的看法与态度，而且影响主体的生理状态和应激。所以，不良心态与情绪的失控，往往是由于自己认知能力的低下，或者以别人或自己的错误来惩罚自己内在情感的反应。

由此可见，要使自己在人生过程中，遇事不生气或少生气，关键要提高自己的认识水平。"百病生于气"绝非空穴来风，生气既伤神，又伤身，生气相当于慢性自杀，既然这样，你还犯得着生气吗？尤其是老年人还有多少本钱好生气？人生最大的事情莫过于生死，若一生气便气死了，多不值得！生气是用别人的错误惩罚自己，你不生气了，不是你怂，而是规避烦恼和伤害，更是一种自我保护。若是自己错了改正就好，没必要跟自己过不去，生活不是用来生气的，在鸡毛蒜皮的小事上斤斤计较，是对生活毫无意义的耗损。淡看得失，不计较，不较真，该放就放，该忘就忘，豁达处世，泰然处之，就赢得了平和宁静的心态，不也就赢得了身心健康吗！"糊涂"一点，"健忘"一点，"潇洒"一点，"看淡"一点，"豁达"一点，不就做了情绪的主人，可以高高兴兴地过好每一天，自然也是健康长寿的秘诀呀！

五、情绪与健康

心理学有三句至理名言，即"情绪是健康的寒暑表""情绪是生命的指挥棒""情绪是癌症的催化剂"。这三句话高度概括了一个人的精神状态,情绪的好坏同健康与疾病之间密不可分的关系。

哲学家兼心理学家詹姆斯曾给情绪下了个定义:"情绪是从可以察觉的身体变化而表现出来的心理状态。"也就是说,人的神经系统、内分泌系统、免疫系统,以及肌肉、内脏、表情等都可以随情感的变化而变化,大凡外界刺激所引起的生理变化及其所引起的一系列心理反应就是情绪。可见情绪是一种较为强烈的情感反应,并带有较大的冲动性,有明显的外在表现。因此,不同的情绪就会引起人体内部不同的心理或病理的变化,影响身心健康与疾病的演变,甚至会对人体的"功能潜力"产生重大的影响。事实上,"人非草本,孰能无情",正常的人都会有情绪的体验。可以说,人们几乎时时刻刻都在有意、无意中流露出不同的情绪,反映出不同的心态,自然也会产生不同的心理效应。只是人们对其认知不足,未能察觉,或未能引起足够的重视而已。

正因为情绪是人的心理状态的客观反映,所以人的情绪表现形式就千姿百态。尽管如此,心理学基本上把它分成两大类:一是"积极的情绪",包括能让人高兴愉快、激发上进的正面情绪;二是"消极的情绪",包括惹人烦恼、不愉快,使人消沉的负面情绪。自然情绪的不同,心理效应也大不相同。

1. 情绪是健康的寒暑表

一个人情绪的好坏对健康影响极大,因为情绪是人情感的流露,是大脑皮质兴奋或抑制所产生的一种心理状态。可以说,人的一切行为改变都是从心理感受开始的:外界刺激——想法——感觉（情绪）——行为——结果，不同的情绪就有不同的结果。好的情绪给你带来快乐，生命就充满活力；坏的情绪会破坏心理活动的稳定性，让你的生活乱得一团糟，这就是身心疾病的起因与特征。正如世界长寿学家胡夫兰德所说："一切对人不利的影响中，最能使人短命夭亡的就是不好的情绪和恶劣的心境，如忧虑、颓丧、惧怕、贪婪、怯弱、妒忌和憎恨等。"

大量事实表明，当你情绪高涨之时，往往会做出难以想象的事。国外心理学家研究认为，人体必定存在某种影响人体的最大工作能力——"功能潜力"，而影响这一潜力的最重要因素就是情绪。内分泌专家测试，当情绪高涨之时，往往是"动力大王"肾上腺素起作用，在此情况下，一个人的肌肉力量可提高6%~10%，工作能力可提高40%，记忆力、抗病力都有较大提高。这就是适度紧张有益健康的道理。更有趣的是，当情绪高涨之时，奇迹真会发生，如在战争环境中常会出现这样的现象，两军相逢勇者胜。正如心理学家亚瑟·R.詹所说："当你无比快乐之时，你的智力、能力是无与伦比的。"

相反，当你情绪低落之时，你无论如何都提不起精神，智力、能力下降不说，若是暴怒，你的智商将变成零，这就是祸不单行的原因所在。因为消极情绪首当其冲，会让大脑这个"总开关"失灵，内分泌紊乱，于是各种不良反应或疾病就会接踵而至。如情绪紧张，肌肉和内脏就紧绷，若长时间如此会发生肌肉疼痛，甚至引发纤维组织炎。不良情绪还可引起其他许多胃肠道的疾病，如打嗝、口臭、胀气、胃肠痉挛、胃溃疡等。

总之，就健康而言，良好正面的情绪有利于促进身心的健康；而不良负面的情绪则对健康有百害无一利。在日常生活中，一个人的情绪好坏，将时刻像"寒暑表"把你的健康状况反映出来。

2. 情绪是生命的指挥棒

情绪对人的健康影响不单可以"致病"，而且可以"传染"，它几乎无处不在，无孔不入，左右着人们的思绪，影响着人们的健康，就像"指挥棒"一样时时刻刻在起作用。就以家庭来说，为什么情绪会发生双重的效应？氛围和谐、其乐融融，可以成为生活的"避风港"、幸福的"安乐窝"；但一旦家庭成员情绪失控相互传染，话不投机半句多，心灵无法沟通就会成为"冷战"的"场所"，进而成了制造疾病的"温床"。

为什么负面情绪会造成这么大的心理效应？对此，美国得克萨斯大学布莱洛克教授有十分明确的解答。他把免疫系统比作为一个对神经因素刺激相当敏感的"感受器"，它与中枢神经保持着十分紧密又互为影响的联系，精神（情绪）因素作为一个"始动环节"，可以引起机体各系统功能发生变化，有时可导致心理与生理失衡，从而降低了免疫力诱发各种不良疾病的发生。情绪因素对机体是一种"应激源"。此时，机体的丘脑下部—脑垂体—肾上腺系统活动增强，分泌大量的去甲肾上腺素，从而干扰了胸腺和淋巴细胞功能的发挥，使机体免疫功能快速下降而致病。由此可见，情绪对人体健康的影响绝非局部的，而是全方位、整体的，尤其是剧烈或过长时间的情绪失控，对机体造成的伤害更是极其严重。因此，把情绪形容为健康的"指挥棒"一点也不过分。

3. 情绪是癌症的"催化剂"

癌症作为一种身心疾病，自古至今对其发生、发展与心理因素息息相关早有共识。尽管至今对其发病原因还尚未下定论，但有一点是肯定的，即在诸多致病因素中，不良情绪起着十分特殊的作用，这种情绪却恰恰是诱发癌症的"催化剂"。

有的学者收集了近50年的相关资料，发现忧郁、焦虑、失望和难以解脱的悲伤，似乎是癌症发生的"征兆"。这些不良情绪发生的时间恰好是发病前的头几年，故心理学把这种性格称之为"癌前期性格"。精神长期过度紧张，会造成神经、内分泌系统功能紊乱，免疫力下降，以致不能识别和杀灭变异的细胞，成为癌症发作的重要因素。

大量的医疗数据表明，长期恶劣的情绪可诱发癌症，而良好的心态和超然的生活可以佐治癌症，但是，一旦情绪发生骤变，心态无法宁静，又可使癌症死灰复燃或扩散转移。正如美国医学专家柯尔在《癌的播散》一书中所讲："过度的精神刺激会降低人体对癌症的抵抗力，使肿瘤复发后迅速转移，以致死亡。"医疗统计表明，有1/3左右的癌症患者，并非是病入膏肓而死，而是被自己吓死的，所谓"谈癌色变"，就是这种不良心态的反应。反之，许多"抗癌明星"之所以有"奇迹"发生，除了早发现、早诊断、早治疗外，与其纠正错误认知，解开"心结"，始终保持乐观的心态和必胜的信念是分不开的。

要知道，与病魔作斗争同打仗是一个理，"两军相遇勇者胜"，打仗靠指挥员的正确决心和果断指挥，才能把兵用在刀刃上；同样，和病魔这个"敌人"斗，没有一个"好司令部"——大脑功能的正常发挥，再好的药品也无济于事。尤其是同癌魔斗，精神的力量在一定的时候将起关键的作用，特别是在病危之时，能否有战胜疾病的坚强信念，是否有一个牢不可摧的"心理防线"，能否重建起一个宁静和谐的生态环境，将直接影响能否充分调动全身免疫"兵力"参战，起到决定性的作用。"人的精神是自己的良医"，道理就在于此。反之，如果被病魔吓倒了，吓垮了，"心理防线"不攻自破了，势必是"兵败如山倒"必亡无疑；如果坚持奋战，就有可能争取到与疾病周旋的宝贵时机，直至战而胜之！从大量患者同癌症作斗争中得出一条极其深刻的教训：如果随着病情的变化，心态也随之恶化，就很可能成为情绪的"牺牲品"；反之，若能"泰山压顶不弯腰"，死到临头不动摇，就可能从死亡线上再创生命的奇迹！

六、学会利导思维

思维健康是心理健康的重要组成部分，从某种意义上讲，心理学就是研究思维方式和规律的科学。思维的方式很多，有定势思维、发散性思维、利导思维及弊导思维等，与心理健康最密切相关的就是利导思维和弊导思维。

人的一生不可能一帆风顺，不同的时期会遇到不同的问题，困难、挫折、失败、失控、疾病乃至重病都在所难免。问题是遇到之后，你是怎么想的？是承认、接纳，还是拒之门外？是往好处着想——"利导思维"，还是往坏处着想、"钻牛角尖"——"弊导思维"？思维方式不同，其结局迥然不同，一念之差，就大相径庭。当采取利导思维时，无论你遇到多么烦恼的事，只要你坚定地抱着积极向上的生活态度，保持乐观的情绪，大脑就会分泌一种有益健康的激素；相反，当你采取弊导思维时，无论你生活多么优越，假如你生气、烦恼、沮丧、忧愁，那么大脑又会分泌一种有害健康的激素。正因为思维方式同身心健康息息相关，所以人们就应改变旧的思维习惯，学会利导思维上多下功夫。

那么何谓"利导思维"？其好处与原理是什么？简单一句话，利导思维就是凡事往好处想，也就是凡事从积极意义上去理解的思维方式。这样思维虽不可能马上见成效，但前进有动力，努力有方向，大脑就会自动分泌"脑吗啡"（内啡肽）让你充满信心和力量。现实生活中有这样一个故事：有位老太生了两个女儿，长大后大女儿卖雨伞，小女儿卖布鞋。老太每天总是犯愁，晴天担心大女儿没生意，雨天又担心小女儿没收入，真是一年到头没个好心情。有一天碰上一位智者，问老太为什么整天愁眉苦脸的，老太讲了原委，智者告诉老太，你不要老往坏处想，反过来向好处想想，你女儿不是天天有生意有好事了吗？从此后老太心情大变，身体也硬朗多了。这故事看似简单，但却揭示了一个事实，那就是人们的思维习惯往往遇事多会往坏处想。再以生病为例，你老是整天想着治病吃药，还是想健康怎么办？表面上看是一回事，其实是完全性质不同的两码事。想健康就会得到健康，利导思维就会无形之中起作用，有益健康的激素就会正常分泌；当你满怀信心、专心致志地把全部精力投入某项事情，许久之后，蓦然回首，你的病不知不觉就好了，这种状况绝非个别少数；可是当你老是担心病倒了怎么办？一心一意想方设法吃药治病，结果你的心灵就被疾病牵着鼻子走，你的"心态"总是被不良信息所包围，从根本上讲，就像什么东西堵住你的去路了，其实就是弊导思维使你心里产生了障碍，"心"不通了，能量通道堵塞了，病怎能治得好呢？结果越治心情越紧张，此路不通势必病情就会加重，乃至恶化转移；尤其是当你心理惊恐不安之时，你的能量会顷刻之间丧失殆尽，乃至失去生命。当你认清这个秘密之后，你就应该知道如何正确对待健康与疾病了，这都是利导思维与弊导思维不同心理效应的结果。由此看来，如何正确理解、把握各种现实至为重要，即使发生了不愉快的事情，只要你有意识地进行利导思维，身心就会做出正面的良好的反应。

为什么利导思维会发生如此好的效应？日本医学家春山茂雄对此做过深入的研究。他认为，思维方式不同，心灵效应就大不相同。他说："'不痛快'也好，'心情愉快'也好，基本上和学习一样，都要消耗能量。"但消耗能量时，脑内会出现什么状况呢？一种称为原阿片黑皮素的蛋白质在脑内分解，根据"不痛快"和"愉快"的不同心情，蛋白质的分解方式也不一样。有意思的是，当感觉"心情愉快"的时候，脑内就分泌出有助于缓和精神紧张的脑吗啡；相反，当感觉"不痛快"时，就会分泌一种能产生剧毒的活性氧激素。因此，可以说，不论你受到什么刺激，如果采取弊导思维，则有百害而无一利。可见，你如何看待这些感觉，其脑内所分泌的激素就大相径庭，即利导思维分泌的物质有益健康；弊导思维分泌的物质有害健康。

总之，人的身心是一体，心有所思，体内所分泌的激素就不相同，其心理效应也不一样。英国切斯特大学神经生理学教授戴维·菲尔顿在大脑与免疫系统的研究中发现，脑内吗啡不仅仅作为大脑的受体产生作用，而且在人的免疫系统中发挥着重要作用。他指出："脑内吗啡不仅对心灵领域施加强烈影响，而且是联结身心的化学物质，它不仅让人产生快感，还能增强细胞活力，提高记忆力，关键在于提高免疫功能，从而防御疾病，维护身心健康。"以往总以为心灵和免疫力毫不相关，其实，心灵和免疫力同为一体。如果把"心想好事"的利导思维比作是一剂"灵丹妙药"，那几乎每个人的身体里都有一个非凡的"制药厂"，只要心灵进行利导思的维，"药厂"就会立刻制造"良药"来防治疾病。但是，若一念之差形成弊导思维，同样"药厂"又会生产有害健康的药物使你生病，身体中的激素就是有如此自动反馈调节机制。西方有一句人生秘诀的谚语："想好事，好事降临；想坏事，坏事敲门。"从长远的观点来看，利导思维和弊导思维对人生健康和事业成功的影响实在是天差地别。因此，人们对此应该保持清醒的认识。

然而，人们的思维习惯往往是弊导思维占多数，但却不知其弊端有多大？生活在现实世界里，身心的紧张是难以避免的，可过度紧张是大脑分泌去甲肾上腺素的源头，它可引起血管收缩甚至血管堵塞，这种变化不仅对身体不利，而且还会产生大量的活性氧，成为致病和致衰的重要因素。若是再遇上长期的精神紧张，如对外界刺激采取"厌恶"的态度，或者不安、担心、不满、憎恨、嫉妒、绝望及自卑等负面情绪就会使癌症的发病率快速上升。由此看来，几乎所有的成年人疾病都是由精神过度紧张造成的，精神紧张简直成了"万病之源"，弄不好整天陷入心神不安、恐慌害怕的状态，这种状态怎能不得癌？

那么怎么进行利导思维呢？根据医学家春山茂雄的研究，左脑是自身脑、学习脑，分管语言、数字、情感、思维，它不断储存后天获得的各种信息，成为知识和经验的记忆宝库，但它以利害得失为中心，心胸比较狭窄，眼光比较短浅，往往多被得失和愉悦感所左右，以语言思考、逻辑分析处理问题，偏重竞争、比赛，自然就容易精神紧张而分泌去甲肾上腺素和肾上腺素，以致伤害身心健康。故以左脑思维为优势的人可称之为"左脑人"，如商人，好计较名利得失、贪小便宜的人等。

右脑是遗传脑、祖先脑，分管音乐、绘画、艺术、想象、空间和创造性思维，继承了祖先遗传因子的精华，天生存在着人生所必需的最佳信息，包揽着人生最重要的本能，是人类睿智潜能的所在地，而且多以乐观的心态为人处事，心胸开阔，潜力无穷，左脑想不通的事，到了右脑简直就是"小菜一碟"，采用这种直觉形象思维为主的人，往往可称之为"右脑人"，如音乐家、画家、艺术家、僧人等。他们以利导思维为主，绝不被一时感情或得失所支配，自然"送人玫瑰，手留余香"，到时"水到渠成"，必有美好人生。

当然，左右脑半球的功能是不能分离的，它有"胼胝体"相联结，保证信息"高速公路"的畅通。何况右脑没有语言功能，其本领也要通过左脑才能发挥，只有两半球优势互补，才能开发脑功能的无穷潜力。

但是，在现实生活中，人们往往以左脑思维为中心，如何从左脑的弊导思维，转变为右脑的利导思维，的确是关系到更好地开发大脑功能潜力和身心健康的一件大事，非常值得人们的关注和重视。在此仅提出以下几点建议。

（1）思维方式的转变是个漫长的过程。人们一开始就要进行利导思维比较困难，遇到各种变故，首先要认为是"正常现象"予以接受，然后引导自己"凡事向好的方向想"，一旦习惯成自然了，思维方式就会发生质的飞跃，这样就能尽快学会运用利导思维，并在实际中不断总结提高自己的思维能力。

（2）积极参加有氧运动和体操锻炼，放松心情，增强肌肉力量，在消耗脂肪的同时还能刺激分泌生长激素，若能坚持腹式呼吸，还可促进类吗啡物质的分泌，一举多得。

（3）给大脑补给营养，坚持高蛋白、低脂肪、富含维生素饮食，为脑啡肽生成提供养料。

（4）养成冥想的习惯，最好能每天坚持打坐"超静思"，利于大脑分泌脑啡肽，为右脑提供能量。"笑一笑，十年少；愁一愁，白了头"，利导思维不仅让你健康，还会使你年轻，何乐而不为！

任何人在他的心灵深处都有自己向往、憧憬、追求的理想世界，既然如此，何不大胆地努力攀登？以右脑为中心的思维方式是开发大脑功能潜力和维护身心健康的唯一正确的路径，学习和掌握利导思维的方法就是通途之捷径。

七、健身先健脑，防老先护脑

大脑是人体生命活动的"统帅部"，若想生命健康，首先"统帅部"要健康。可以说一个人中枢神经系统是否健康，功能是否健全，思维方式是否正常，将直接影响全身各个系统生理和心理功能的运转是否正常，离开了脑功能的健康，生命平衡也就成了一句空话。正因为此缘故，所以在一切生命活动中都应把保护脑功能的健康摆在首位，健身要先健脑，防老要先护脑，自然是生命平衡的关键所在。

应当说健脑和护脑两者是密不可分的，但又是两个不同的发展阶段。当然第一位是健脑，只有拥有一个发育健康的大脑，才能谈得上护脑，如果脑功能不健全，护脑就成了一句空话，什么心理健康、心理平衡也无从谈起。但是随着年龄的增长，脑细胞会随年长而递减，脑功能也随之而减退。因此，到了中老年时，如何保护大脑、延缓衰退，自然就成为护脑所必须研究解决的重要课题。

人的大脑从发育到成熟需要20多年时间，它是全身所有器官发育起步最早、却又是成熟最晚的唯一器官。其脑组织结构之复杂，脑功能之完善，脑潜力之强大是任何组织器官都无法比拟的。

人的大脑神经系统由中枢神经和周围神经所组成，分左右两个半球，各司其职，各负其责，指挥着生理和心理相关的一切生命活动。中枢神经基本上由大脑皮质神经所主管，如语言、思维、数字、逻辑、情感……各器官的生理活动的运转以周围神经为主体。大脑中枢神经细胞高达1 000多亿个，大脑皮质也多达140亿~150亿个，而且每个神经元细胞又与成千上万根树突和轴突分枝相连接，其神经网络高达1 000兆之多，透过网络将人体外部接收的信息传达至神经中枢，再由神经中枢进行辨别、记忆、资讯处理，产生反馈。由于神经网络四通八达，人的大脑可随时处理10万件以上各类交错的信息，1秒钟内大脑会发生10万种不同的生化反应，1/100秒内接受人的视觉形象，并在1/4秒内处理完这个视觉形象的详细情况，将这些综合起来合成一个统一体，形成一个明确的、立体的形象；与此同时，大脑在一刹那间，还要对这个人的面表情加以解释，并对其作出判断。几乎所有健康的人都会有这方面的体验，但只是短时无法认知而已，即便是小孩子也掌握了这个本领，连6个月大的婴儿都能"认娘"，都能察言观色分清父母的喜怒哀乐，感觉到不对就会以哭来应答。

大脑接收与处理信息能力如此强大，同样储存信息能力也十分惊人。据科学家估计，一个人若一生好学不倦，则可容纳5

亿册书的信息量。尽管说法不同，但都说明大脑的记忆容量无限，是一个装不满的开放系统的信息库。

不仅如此，大脑除神经元细胞外，还约有1 000亿个神经胶质细胞，专为神经元提供养料，清除废物，一旦神经元受损、生病、老化、萎缩、死亡之时，胶质细胞会立刻将其吞食、消化、清除出脑外。否则，大脑堆积大量废物，脑功能就会发生故障，这也是脑病发生的内因。脑功能结构之精密，真可谓"天衣无缝"。正因为这缘故，所以在大脑整个发育过程中，对健脑的要求也极其严格。

第一，大脑发育起步早，胎儿期的营养充足是关键。从受精卵开始至第5周，神经管顶端开始膨大，至3个月左右形成脑细胞增殖第1高峰期，神经母细胞增至数十亿个，这些母细胞数量的多少、质量的好坏将直接影响大脑神经功能的优劣，脑神经细胞的增殖、分裂几乎全部在胎儿期至2岁前完成。所以要想有一个健康的大脑，除遗传基因外，整个怀孕期间孕妇的情绪和营养结构的科学与均衡至关重要，或者说这是构成先天条件的关键。

第二，必须抓好0~6岁婴幼儿超常教育。科学已证实，人是"早生3年"的动物，大脑正处在发育的初期，因此可塑性特别大。

正如日本早期教育学家井深大所指出，3岁前是大脑"硬件开发期"，是脑细胞联通、布线的关键期；3岁后进入了"软件开发期"。如果硬件组装不好，之后的软件程序设计再好也无济于事。其实，婴幼儿期也是人生中学习最勤奋，效率最显著的时期，人生最有用的知识，如语言、行为、情感、意志、品德等都来自这一时期的学习，它将构成一生全部思考和行为的基础。这一时期教育的好坏，不仅直接关系到脑组织结构是否健全，更关系到大脑功能发育是否完善，所以认真抓好早期教育必然是健脑所必不可缺的重要一步。

第三，讲究科学用脑、终身用脑。"用进废退"这是生物节律中一条铁的定律。大脑会越用越灵，不间断地使用提供各种新的信刺激，可使神经网络联系更广泛、更畅通，而且增加了血流量，及时供给大脑所需的氧气和营养，这是脑功能健康不可欠缺的条件，也是人老智不衰的物质基础。通常人们都以为"人老腿先老"，其实腿老只是个表象，实质是大脑运动中枢功能衰退的一种反应。生理学家研究发现，人在30岁后，每天死亡脑细胞10万个，脑的衰老先于腿的衰老。对于老年来说，坚持终身用脑，就是"生命在于脑运动"，能促进脑细胞新陈代谢，激发脑活力。科学已发现经常用脑的人，到六七十岁思维能力仍像30岁那样灵敏。美国科学家做了个试验:他们将75位80岁以上的老年人分为3组，即勤于思考组、思维迟钝组和受人监督组。3年后实验结果，勤于思考组血压、记忆力和寿命最佳，老年人全健在；思维迟钝组死亡占12.5%；受人监督组则有37.5%的人死亡。可见，勤于用脑是老年健脑的重要因素。反之，若饱食终日无所用心，脑功能失用，不但加快脑衰退，而且加速了脑萎缩进而脑痴呆，这的确应引以为戒。

第四，健脑必须注重脑营养。大脑的功能决定其所需营养比任何器官都要高，它虽只占体重2%，但所需的血液却占20%，氧气占25%。据测算，大脑每小时要消耗葡萄糖4~8克，心脏每次搏出的血16%供大脑使用。由于大脑没有储备库，要随时从血液中提取养料和氧气，加之脑自身无保护能力，故进入大脑的血必须经过血脑屏障的"安检"。因此，无论从健脑，还是护脑来说，一日三餐必须营养齐全、均衡合理；否则，供不应求就有损脑健康。

当然，健脑和护脑是不可分割的有机整体，健脑是基础、是前提，否则护脑就无从谈起。由于脑神经细胞是不再新生的，要终身使用，且使用频率极高，任务极为艰巨，因它不能再生，所以死一个就少一个。科学家测定，大脑皮质的视觉、听觉和运动中枢，到90岁时，神经细胞会减少到20岁时的一半，整体会减少1/3左右，但有趣的是为神经元细胞供给养料、清除废料的胶质细胞反而会相应增多，这对护脑起着巨大作用，说明只要人们重视护脑，正确用脑，其脑功能仍可保持相当好的水准。正因为这缘故，护脑必然就成为老年保健的重中之重，正如中医学所说："脑为神之本，护脑则护神，神强则多寿。"人的衰老分生理衰老和心理衰老两个层面，同样就护脑而言也不例外。生理衰老随年龄增长而递增，心理衰老却不同，人老可以智不衰，甚至可返老还童、童心不泯。当然，两者绝非孤立存在，而是相辅相成的。尽管生理衰老是自然规律不可抗拒，但只要你心理和生活方式健康，自然也能延缓衰老的进程。但心理衰老则大不相同，"哀莫大于心死"，一旦自己心理不健康，心态又不好，总认为老之将至，自然就会未老先衰，这种状况大有人在。要知道心理衰老对生理衰老的影响极大，有时岁月并不催人衰老，可心理衰老却像"精神阿片"一样让你"愁一愁，白了头"，伍子胥过关一夜白了头就是最好的例证。哈佛大学心理学家鲍威尔，曾对年龄在25~90岁的1 583人的理解力、记忆力及视觉和辨别空间位置的能力进行了多次试验，结果发现80多岁的老年人中有20%~30%的人与年轻人相比毫不逊色，更有10%的老年人智力水平仍在不停地增加。事实上，人的心智50

岁还很年轻，而且仍在活跃状态，脑力活动到60岁达到顶峰，之后才缓慢地衰退，而且人与人之间差别还很大，这不仅取决于你用脑勤奋与否，更受到心理与心智状态的影响。难怪古人反复强调养生先养神，正如《中外卫生要旨》指出："养生家应以养心为主，心不病则神不病，神不病则人自宁。"由此可见，让自己经常保持一个好心态，是老年护脑的第一要义。

据调查，我国长寿之乡的百岁老人，其心理年龄普遍低于生理年龄，有的甚至相差一半以上，他们的心灵充满着朝气与活力。调查发现，他们的生活习惯与生活方式"五花八门"，难以找到共同规律，但有两条却都相似：一是他们的心态都很好，心地善良，心胸开阔，性格开朗，情绪稳定，知足常乐；二是百岁老人没有一个懒惰的，要么勤于用脑，爱好活动，要么一生都在不停劳动。所以有的学者认为，心态好，乐观开朗，笑口常开是防老抗衰的"灵丹妙药"。

我们还可再举一个例子，说明心理健康对防老抗衰、健脑护脑的重大作用，可能更有说服力。那就是有"东方维纳斯"之誉的著名电影艺术家秦怡的人生之道。

这位90多岁高龄的艺术家，真是一生坎坷，尽管她已过耄耋之年，但依然美丽动人，精力充沛，活跃在各种社会活动的舞台上，令人惊讶和羡慕。

作为女人，她天生丽质；作为电影艺术家，她塑造了80多个让观众难以忘怀的角色；作为母亲，她赢得了世上更多人的尊敬和爱戴。然而她却经历了常人难以忍受的艰辛和磨难，她先后4次身染重病，开过7次刀，还得了肠癌；她唯一的儿子，在16岁那年突然精神失常，40多年来，她含辛茹苦照料这个病孩生活的一切。是什么力量、什么信条支撑着她，或者说还有什么养生秘诀？她的人生信条是，"人要不怕吃苦，还要经得起磨炼和摔打，因为艰苦中寄寓着希望和欢乐。"她凭着这种信念，一次次渡过了难关，微笑着面对人生。谈到养生，秦怡讲了两条可贵的经验:一是精神上永远乐观;二是养成卫生习惯。她说，一个人的生理年龄是不变的，但心理年龄和社会年龄可塑性很大，人的精神状态不能因为年龄大而垮下来。有些人步入老年后，衣着拖沓，不注意形象，不仅给人苍老之感，而且自我感觉"老态龙钟"，这都是心理衰老的反应。她认为不管你年龄有多大，都应该乐观、开朗，心情愉快。她60岁时就设法保持50岁的精神状态，80岁时内心仍充满青春的活力，并对自己钟爱的艺术人生依然执着，目光照样炯炯有神。更令人敬佩的是93岁时，还心怀美梦说:"我想写一部美丽的电影，美的人、美的思想、美的情感、美的工作，这是我一直以来的一个梦。"为了这个梦，她亲自编写了电影剧本《青海湖畔》，亲自到青海湖去考察，亲自出演女主角。她认为，如今电影市场太商业化，觉得需要正能量的东西。她拍这个电影不是为了钱，并且将片酬都捐给了贫困地区的人，如果上演后大家愿意看，电影没有赔钱，那说不定这件事情还要继续做下去。你看她，心胸多美，多开阔。从她身上再次印证了心理学一句名言:"一切健康与成就，都源于健康的心理。"老艺术家秦怡的光彩人生，的确有许多值得人们学习、借鉴的地方，特别是她的心灵年轻，永远是人们养脑、护脑的强大精神利器!

当然，精神可以变物质，物质也可以变精神，在强调心理护脑的同时，自然也不应忽视生理护脑的要求。

（1）要有充足的高质量睡眠。

睡眠是人体所有节律中最重要的节律，是护脑必不可缺的重要环节。睡眠不仅能缓解脑疲劳，更是补充能量、修复脑细胞不可或缺的要素。至少每天晚上11点~凌晨3点的"黄金睡眠"时间，及中午的午休时间要有保障，对已退休的中老年人来说，感到疲乏时随时"打个盹"也颇有裨益。

（2）坚持有氧运动，有利健脑和护脑。

大脑最怕缺氧，哪怕只停氧几分钟，便会给大脑造成致命性损伤，而适度的有氧运动可以加快血液循环，增加血流、血氧量，尤其是在森林、瀑布之中，更可呼吸到大量的负氧离子，让人心旷神怡，使大脑彻底放松与休息，同时还会自动分泌快乐的激素，这自然是护脑的"润滑剂"。

（3）大脑最怕紧张和恐惧，喜欢在欢乐轻松的生态环境下工作。

紧张、嘈杂、混乱的环境，大脑会分泌不利健康的激素，自然有碍脑健康。从左右半球的分工中，我们可以优势互补来护脑：左脑是"学习脑"，分管语言、数字、逻辑思维等，易造成脑疲劳；右脑是"祖先脑"，分管音乐、艺术、想象等思维活动。科学家认为，目前学校的教育方式，基本上属"左脑教育"，而右脑是一片尚未开垦的"处女地"，而且右脑功能比左脑强大10倍。有的心理学家认为右脑功能强大100万倍，尽管说法不一，但都表明其潜力无穷。因此可以针对此特点，平时多欣赏优美动听的音乐，悠扬的旋律能让大脑获得充分的休息，同时又会分泌有益健康的脑吗啡，自然是护脑的"良方"。

（4）学会"弹性用脑"和"轮流坐庄"，既可提高效率，又可获得休息。

大脑的功能区有50个以上，不同区域分管不同工作。因此，可采取"轮流坐庄"使用大脑，绝不打疲劳战，可视不同的学科性质穿插学习，如学校上课就是文理科间隔穿插安排课程，平时学习、科研也可照此运用，让大脑轮换工作。马克思在撰写《资本论》的过程中，一旦疲劳了就去演算"微积分"，这就是经典之例。让大脑像"弹钢琴"一样轮换地使用，既提高了效率，又有张有弛，这才是"文武之道"！

（5）坚持做脑保健操。

中医学认为，头为诸阳汇聚之地，任督二脉交汇之处，头部和耳朵有100多个穴位，对应躯体各个功能反射区，按摩刺激头部，不仅能加快大脑血液循环，而且各个脏腑功能区有良好调节作用。生理学家还认为，手是大脑的延伸，是智慧的前哨，用手按摩，手脑并用，不仅按摩了大脑的各个穴位，也对应按摩了手指的神经末梢，"十指连心""心灵手巧"就妙在其中。

按摩从发际开始，双手手指分开，沿头顶肝胆两经，从前到后反复梳理，然后连续按摩风池穴、太阳穴、睛明穴、攒竹穴、印堂穴，旋转眼球，双手搓热用劳功穴熨双眼，接着按摩承泣穴、四白穴、迎香穴，再双指沿鼻梁上下按摩，然后扣齿、旋转舌头、鼓嘴，最后按摩耳朵、鸣天鼓，按压耳膜等，每个穴位按摩36次。

这套操，把古人养生十常：头常摩、眼常转、耳常弹、齿常扣、舌常转、鼻常揉、脸常搓等编入其中，按五官从上到下的顺序一个接一个去做，简便易行，贵在坚持，对健脑、护脑必有好处，我自己就是亲身实践者，几十年如一日，受益匪浅。

八、学会心理调节，维护心理平衡

如何解决好人生过程中心理平衡的问题，这是养生过程中最常见、最现实，又必须回答解决的心理课题。

人生不可能一帆风顺，遇到困难、挫折、失败、生病都在所难免，何况人一刻也脱离不了大自然和社会，瞬息万变的状况随时都会有应激反应产生，因此人的心理状态也时时会受到影响；特别是进入中老年后，随着社会阅历的增长，自身想法增多，遇到的矛盾、问题、压力会更多，心理应激会更频繁，但机体的心理承受力却已大幅度下降，有时甚至会到被"压垮"的地步。尤其是当今社会竞争激烈，人际关系又错综复杂，对心理健康提出了更高的要求。因此，面对客观现实，如何提高自己的认知能力，学会自我调节和心理疏导，对维护心理平衡就显得格外重要。

心理学通常把心理健康的调节机制，分为内在的自我防御反应和外部的心理疏导两种形态。

内在的自我防御反应，是人们对外来的不良刺激所表现出来的一种防御机制。刚开始往往会采取否认或回避的态度，尽力排除外来干扰，一旦发现问题不那么简单，就会产生"应激反应"，如紧张、心悸、出汗、潮红等生理反应，接着感到不安与压力，此时就要先接纳认可，然后再转移视线或兴趣，尽力减轻心理压力，主动进行心理调适，直至认知升华，压力得以缓解。

可是仅靠自我调节的力度是有限的，对绝大多数人来说，由于应激源复杂，心态与压力也随之多变。因此，"心病"还需"心药医"，应根据心理需求，选择不同的心理疏导方法。

心理疏导也可称为语言开导。既可单独找心理医生咨询，也可以进行"圆桌交流"，相互开导，中心环节是释疑解惑，纠正错误认知，解开"心结"，释放"压力"，理顺思路，坚定信念，重振信心，重建"心理防线"，恢复心理平衡。

心理疏导一定要有针对性，切忌单纯说教和劝说，那样往往收效甚微，甚至苍白无力。正如《黄帝内经·师传》篇所说，"告之以其败，语之以其善，导之以其便，开之以其苦，虽有无道之人，恶有不听之理呼。"就是说，只要你对患者耐心细致，指明发病原因以及治疗中可能出现的问题，分析治疗措施与方法，就可解除患者的痛苦，若能这样，即便是不讲道理的人，又哪会听不进去，不服从治疗呢？2000多年前中医就这样治病先治人，未下药就先疏其心，可以说是世界上最早开展心理治疗的鼻祖。

心理学研究表明，人在举步维艰之时，最希望得到指点，尤其与那些"同病相怜"的人交流最具效应。"圆桌交流"就是一种集体心理疏导，患者围桌相坐，相互既可提问，又可窃窃私语，相互交流，无形之中患者就潜移默化，相互感染，接受了老病友的疏导，他们之间相互倾诉、相互聊天、相互鼓舞，心情得到较大的安抚，既方便解开"心理死结"，又看到了生的希望，更激励了信心，这的确是一种心理疏导的好方式。为便于实践应用，现把疏导的主要方法介绍于下：

1. 心理宣泄法

这是调节心情、宣泄情绪的有效方法，对于各种不良情绪与压力，可作为"出气口"一股脑儿发泄出来，想哭就哭，想笑就笑，毫无顾忌，既减了压，又把"情感势能"统统释放了，可起到良好的心理调节作用。但宣泄时一定要把握"适度"的原则，以防过度伤及元气。

2. 心理转移法

主动把注意力转移到别的地方去，使大脑皮质形成新的"兴奋灶"，重新建立起新的"条件反射"。如暂时脱离原地，到一个新的环境，找一点别的事情，或外出旅游，或改变生活节奏，多参加一些文化娱乐活动等，这样就可分散或转移"定势思维"，以减轻或化解内心压力，在新的情境中建立起新的生活情趣，从而起到积极的调适作用。

3. 心理倾诉法

找最知心信赖的朋友或心理医生，把压抑在心头的一切苦恼、忧愁倾倒出来，至听取劝告与开导，这是化解压力、消除郁闷最便捷的"良方"。倾诉之后你会有一种发自内心的轻松与感觉，这样"情感势能"得到了释放，压力得以减负；同时听取开导，辨明了方向，又可找到新的"支撑点"，会重新让你振作起来。

4. 利导思维法

任何事物都有两面性，各有利弊，问题就在于你怎么想。往坏处想即弊导思维，就像"钻牛角尖"，越想越难办，会让你犯愁、紧张，大脑会自动分泌不利于健脑的激素。如果你遇上难事往好处想，心态会发生改变，心情开朗了，思绪也改变了，大脑又会分泌一种健康快乐的激素——脑啡肽。科学家已分清，弊导思维由左脑掌管，是以利害得失为中心，心胸狭窄，易"钻牛角尖"；而利导思维由右脑主管，以快乐欣赏为中心，其功能是左脑的10万倍，左脑想不通的事情，到右脑简直就是"小菜一碟"。所以人们应改变定势思维的不良习惯，学会遇事多往好处想，不妨在实践中多争取、多尝试，尝到了甜头就会顺势而行，坚持到底了。

5. 心理宽容法

心理宽容顾名思义就是大度能容，心胸开阔，能容天下事。任何人在社会中都扮演着不同的心理角色，由于各自生活环境不同，想法和需求不同，相处在一起就难免会发生磕磕碰碰，如何处理好这种琐事，心态不同，效果也大不相同。心胸开阔、大度能容者，就能接纳各种不同性格的人，能采纳各种不同的意见，能海纳百川友好相处，这既是一种美德，又是一种涵养，大家生活在一起轻松愉快，其乐融融，无论对人对己、还是对身心健康都大有好处。但是，还有另一种人，心胸狭窄，对人刻薄，好计较个人得失是非，吃不起半点亏，受不得半点委屈，人际交往处处"设防"，左右关系十分紧张，即便是家庭成员之间也是隔阂不少，势利、自私、贪婪，看似占了便宜，其实丢失了做人的美德，结果会使自己成为"孤家寡人"，给身心健康带来危害。俗话说："金无足赤，人无完人"，人世间不存在完美无缺的人，除非到童话故事里找。说实在的，短暂的人生能相处在一起的确是一种缘分，生活的哲理就是这样。学会了宽容，做到了"四忘记"（忘记年龄、忘记疾病、忘记个人恩怨、忘记自己是干什么的），心理空间就大了，宽容了别人，温暖了自己，大度能容天下之事，你的生活必然充满阳光和雨露。

6. 心理暗示法

暗示不是直接的宣导，而是从"后门"悄悄地进入内心世界，用语言或动作激励自己或他人。对自己可调动自我防御的调节机制，对他人则起激励疏导作用。暗示不拘形式，可随时捕捉时机予以运用，日常生活中人们几乎随时随地都在接受暗示，只是很少意识到而已。其实，暗示的"符号"经常在无声无息中传递，有积极的，也有消极的，其暗示的力量切不可小觑！

心理暗示对医生和老师来说尤为重要。其语言暗示威力无比，有时一句话可让你跳、也可让你笑，甚至一句话会把你重病医好，学生可成为好学生；反之，危害也切不可低估。如医生随意给旁人讲了句病情的诊断，说者无意，听者有心，当你信以为真，就会让你茶不思、饭不香、寝食不安，把你压得气透不过来。可见诸多的"医源性疾病"就是医生无意中的语言传播的，这就是"消极暗示"的力量；反之，若医生告诉你没有疾病，你就会心安理得，放下包袱，转危为安。所以医生的语言，有时比手术刀还"锋利"，运用好医生语言，是医德的重要组成部分，是医生的人文修养。同样，老师也有相似的"能力"，一句话既可以让一个学生充满自信，变成好学生，也可以使其灰心丧气变成"坏学生"。这里有一个生动的实例，有个小学请心理专家去做心理咨询，他随机到一个班级问了问学习状况，然后分别对10名学生说，你们都是"未来之星"。这些学生受到"专家"鼓励之后，个个都精神抖擞、充满自信地投入了学习。一年后专家回访时发现，这些学生都有明显的长进，并且到后来都有出色的表现。所以懂得心理学，又会运用心理"教鞭"的老师，往往会成为优秀的老师，受到学生和家长的爱戴。

同样，家长也是如此。会不会巧妙地运用暗示方法，效果是大不相同的。父母是孩子的第一任老师，孩子是父母的影子，身教重于言教，光靠说教孩子往往会厌烦，但抓住时机，适时的语言开导，并配合动作暗示效果就相当好。如表现好时，可摸摸脑袋，再竖起大拇指，用不着多讲孩子都会心领神会；若表现较差，除了同他（她）一起耐心分析原因，用语言指明方向外，还可以说点悄悄话，拍拍拍拍小屁股或用其他暗示的眼光等鼓励孩子，激励孩子努力向上，切不可训斥或拿别的孩子来攀比，这种消极暗示的杀伤力会更大。总之，一正一反，消极或积极的暗示，其结果将大相径庭。

然而，对绝大多数人说，对暗示的技能和作用认知都很不到位，往往积极暗示很少运用，而消极暗示却自由发展，这样一来弄不好就会造成误伤，甚至会造成一些不应发生的悲剧。有时候人的心理会变得十分脆弱，甚至连一点小小的挫折都经受不起，这都与心理健康水准息息相关。

那么，如何运用心理暗示的手法呢？

（1）弄清你的不良情绪是由什么事情触发起来的，目前处于何种状态，只有认清了这一点，才能采取适当的暗示进行置换，进而改变心态，调动起内在的动力来解决存在的问题。

（2）在情绪处于低潮时，不必过于着急，因为情绪周期会随心态而变。此时的重点在于启发利导思维，尽力往好处想，然后寻找原因，对症下药，给予有针对性的引导与激励。

（3）选择好暗示的语言和时机。诺贝尔生理学或医学奖得主、生理学家巴甫洛夫把语言誉为"万能的条件反射"。暗示语言一定要简短明确、坚定有力。暗示时间选在每天晚上睡前和晨起之时，这时没有前摄和后摄抑制，印象深，效果好。法国心理暗示治疗专家库维认为，一切毛病都可以用暗示去治疗，最好在每天睡前和醒后凝神微颂，"我一天好似一天，不久就会百病皆消！"若精神状态欠佳就微颂，"我的心情一天天好起来，过几天就会精神焕发！"暗示力量巨大，潜力无穷，关键在于坚定不移地正确运用。

总之，心理调节方法很多，在此不再列举。心理调节的核心是释疑惑、解"心结"、做开导、指方向、激励志，关键在于提高认知能力，树立正确的人生观，以实事求是的态度对待人和事，并与时俱进，接受新事物、新思维和新观念，不断地提高自己的心理健康水平，才能跟上时代步伐，奋勇向前！

第四章　社会适应平衡

　　社会适应平衡是生命平衡的最高层次，是生理和心理平衡发展的必然。生理、心理平衡绝非健康的终极目标，它的目标是为了适应社会发展的需要，为社会作出应有的贡献。因此，社会适应平衡必然是生命平衡的重要组成部分。

　　社会适应平衡分自然和社会两个部分。因为人既是自然的人，又是社会的人，这是人的生物性和社会性所决定的。人是大自然的一分子，一刻也不能脱离大自然而独立存在，每时每刻都享受大自然赋予的阳光、空气和雨露，在大自然中孕育与成长。可以说，人是环境之子，是环境和教育造就了人的聪明才智，是环境和锻炼缔造了人的强健体魄。同时，人又是社会的人，他与社会密不可分，若脱离了社会必然无法生存，社会的进步和科学的发展都与人息息相关，他既是参与者、创造者，又是社会财富的享受者。所以，人的一生必须与大自然、与社会发展相适应，否则就会被淘汰。人只有在大自然和社会环境中不断提高适应能力，也就是说要不断学习，善于锻炼，勇于进取，敢于攀登，才能与时俱进，适应社会发展的需求。事业是人生的精神支柱，它不仅是生命健康的强大动力，也是人生价值观的具体体现；它既是人生的最大乐趣，又是生命健康充满活力与希望的生动反映。可见社会适应健康自然是人生的最高境界。

那么，如何与自然，与社会相适应呢？

一、认识自然，因天之序，顺天而行，以自然之道，养自然之身

中医学认为，大自然是"大宇宙"，人体是大宇宙的一个缩影，是"大宇宙"中的"小宇宙"。"天、地、人"三才，既同源，又同津；天、地、人虽形态特殊，但其本质则一。正如《易经》所说："道生一，一生二，二生三，三生万物。"离开了这个"一"，就谈不上任何人和物的存在；人与自然不仅本源上和禀性上同"一"，而且都处在阴阳交替变化之中，都要遵循阴阳之道，正所谓"物物皆太极"，所以大小宇宙必然相通，又相应，这就是"天人合一"。正因为这样，人的生命活动就必须与大自然的客观规律相和谐、相适应，必须"因天之序""顺天而行""天人合一"，这既是养生的根本原则，也可以说是中医养生学的最高境界。

事实上，我们人类的一切生命活动一刻也离不开大自然。自然界的千变万化必然会影响人的方方面面，人的所有生命节律都必须与大宇宙的运动规律相一致，都必须与一年四季阴阳之气相同步；自然界的阴阳五行运动变化，与人体五脏六腑之气的运行变化，都几乎是相通、相关联的。

从表面来看，人的生命活动似乎是个体的物质新陈代谢而已，其实放到大自然宇宙运转规律来观察分析就可以清楚地看到，人的一切生命节律，都离不开宇宙间阴阳交替的运转规律。如一年四时"寒、热、温、凉"的变化，是由一年中阴阳消长

变化所形成的。所以，大自然一年四季就形成了"春生、夏长、秋收、冬藏"的节气规律。同样，相对健康生活而言，也必须遵循节气阴阳变化，顺其自然，春宜养生，夏宜养长，秋宜养收，冬宜养藏。无论饮食、起居、劳作、运动均应与节气相同步，按自然规律调节好自己的生物节律，顺天而行就能使机体的内生态，与大自然的外生态保持动态的平衡。

人与自然是不可分离的有机整体，所以人的生命活动，必然要受大自然的影响和制约，大自然中各种气候、环境因素，如阳光、空气、雨露、温度、湿度、气压、风力、水源等都会不同程度地对人的健康造成不同的影响，气象因素可以通过皮肤、黏膜和各种感觉器官、神经系统、呼吸系统等引起一系列功能反应，如果互不适应，就会造成功能失调，甚至引发疾病，所谓"风雨不节则饥，寒暑不时则疾"，道理就在于此。

当然，我们还看到事物的另一面，即人对自然环境的适应能力也是相当强的。但这种强绝非恩赐来的，而是在同自然界各种恶劣环境的斗争实践中学习、锻炼得来的。科学研究发现，亿万年来，地球发生过多次裂变，其中包括灭绝种族的重大事件，但即使是那些重大的天灾人祸，如传染病大流行、特大火山爆发、地震、超级风灾和水灾等，给人类造成了灭顶之灾，灾害过后，人类依然奋斗不止，重建家园，照样生活在地球的各个角落，社会的科学发展也从未止步，人的适应能力之强大，智慧之发达，实令人难以想象与敬佩！

如生活在北极的因纽特人，整天靠捕猎为生，吃的是生肉，极少见到蔬菜、水果，身体干瘪消瘦，可世世代代在那里定居生活，他们的身体已适应了恶劣环境的变化，而寿命却都在80~90岁，甚至到100岁以上，是举世公认的长寿民族。

除了这些极端事例外，我们只要联想一下，那些长期经受残酷的、持久的战争的将士，其战胜艰难险阻的能力到底有多强大？为了正义的事业，他们不怕流血牺牲、前仆后继，浴血奋战几十年，死的死，伤的伤，受尽了人间饥寒交迫所有的苦难，创造了人类战争史上许多奇迹，幸存者已是不幸中的万幸，更令人惊奇的是，这些身经百战，从艰苦卓绝战争年代过来的老红军，到了和平年代照样有不少人活超百岁！

总之，人是大自然中十分渺小的一分子，从自然中生，在自然中长，"顺天者昌，逆天者亡"，与天地共命运，当然应该尊重自然，同自然和谐相处，直至返璞归真，回归自然，只有这样"因天之序""顺天而行"，才能使自己生命的内环境与大自然的外环境处于动态的平衡之中，并达到"以自然之道，养自然之身"的目的。与此同时，我们还应清楚看到，大自然恩赐我们得天独厚的养生资源，更可以为人类的生命健康服务。

（一）阳光与健康

阳光是生命之光，是人类生存的四大源泉之一，它不仅为我们提供了赖以生存的能源，同样也是生命活动所必不可缺的重要条件。要知道人的一切生命节律都是在"日出而作，日落而息"的条件反射中建立起来的，他与大自然的运转规律同步，这是生命活动最重要的生理基础。因此，正确认识和运用阳光对人体健康的促进作用，无论男女老少、春夏秋冬、屋里屋外、地处何方，人们都可以借助阳光来养生，这就是"光养生"。

其实，古人对光养生早有认知。认为阳光"为太阳之精，其光壮人阳气"。《万病治疗全书》说："日光疗法，其效力在于吸日光热气。"认为自然界的阳光可补充人体之阳气，接受大自然的热量，而且古人不单纯晒太阳，他还与呼吸吐纳练功结合起来，便成为养生保健的有效方法。

在中医学看来，头顶上的"百会穴"为诸阳聚首之地，后背的督脉为一身之阳经，故背对阳光可补阳。尤其是老年人，随着年龄增长阳气日趋衰弱，在寒冬腊月晒太阳，可借阳光补阳又补钙，实属一帖难能可贵的"补药"。

按现代科学分析，太阳光分可见光与不可见光。可见光通过棱镜片折射出紫、蓝、青、绿、黄、橙、红7种颜色，其中有保健作用的主要是肉眼看不见的红外线和紫外线。

红外线被科学家誉为"生命光线"。波长为4~1 000微米，其中90%波长4~16微米，能促进动植物生长，对机体有保健功能，可提高体温中枢灵活性，增加机体耐热性，扩张血管，加快血液循环，改善微循环，促进新陈代谢，有利活血化瘀，加速细胞修复与再生，尤以能调节中枢神经的紧张度，活跃各生命器官的功能，对各种慢性疾病能起到预防和治疗作用。

紫外线能促进皮下维生素D的合成，有利于微量元素钙与磷代谢平衡和吸收。因此，多晒太阳，对预防、治疗小儿佝偻病和成人的骨质疏松有良好的作用；紫外线还能杀灭细菌和病毒，所以在阳光下晒洗衣服和被褥均可起到消毒的作用。

阳光对人体健康的作用是全方位的，绝非晒晒太阳而已。俄罗斯著名生物学家弗拉基米尔·沃尔科夫教授提出了一种按色彩吃对食物的养生法。他认为，不同的季节，占主导位置的光线会使食物出现色彩上的差异，以其色彩作为选择食物的标志。

如春天和春夏之交，紫外线和紫色光占主导地位，其最大好处是促进维生素D的合成。因此，春天应多吃紫色食物，如茄子、葡萄、紫皮萝卜对身体好处多。

进入夏天至立秋，光谱射线转为红色光和红外线。因此，夏天应多吃红色食物，如西红柿、橙子、胡萝卜、南瓜、草莓、樱桃及苹果等。

到了秋天和秋冬之交，黄色光和绿色光占优势，因此宜选黄绿色的蔬菜为主。

从冬季到来年春天，光谱以蓝光为主。蓝光富含蓝色素，可促进血液含铜血清蛋白的生成，如缺乏易导致记忆力减退和动脉粥样硬化，此时应多吃鱼虾和黑色食物。

此原则与中医学理论近似。中医学认为，"五色"与"五脏"相对应，同外界环境相通，按什么光吃什么颜色的食物，也顺应时令养生的原理。

利用光照养生，还可以选择日光浴。阳光中的光波犹如一种天然"兴奋剂"，接受阳光照射后，人体会发生一系列生理反应，如红外线的"热"可扩张毛细血管，加快血液循环；紫外线的照射可使黑色素氧化，组胺增加，还可调节内分泌激素，抑制褪黑素的分泌，改善人的心理状态。

日光浴分面光浴、背光浴和全身浴。面光浴和全身浴必须戴太阳镜，以防紫外线对眼睛造成伤害；全身浴应根据自身状况，适时改变体位，以利多接受阳光能量的照射；背光浴以照射背部"督脉"和头顶"百位穴"为主，对年老体弱、肾虚、阳虚及胃寒的患者大有裨益。

由于季节与年龄的不同，照射的时间也不同。

婴幼儿，每次10~15分钟，选择早上或傍晚阳光强度较弱时进行，冬季可中午前后，夏季可在树荫下，戴上太阳帽，避免阳光直接照射。

少儿期，因生长发育需更多的钙，可让孩子多在阳光下玩耍，但夏季要防止晒伤，宜在上午10点前和下午4点后，冬季阳光充足时均可。

中青年人，新陈代谢旺盛，钙流失也较快，仍需多补充维生素D，也应多晒太阳，选择余地较大，避免强光直射就行。

老年人，热天宜在上午10点前，下午4点后紫外线较多时进行，每天上下午各一次，不少于30分钟，以利补钙。

总的来讲，照射日光浴也应把握好"度"，过强、过多又易诱发皮炎、白内障、老年斑乃至皮肤癌等。阳光虽好，也有利弊，应选对时机，讲究分寸，什么事过与不及均不利健康，患有皮炎、高血压、失眠、发烧、浸润期肺结核、重症心脑血管病及有出血倾向的患者均不宜行日光浴。

（二）空气与健康

人类生活在自然里，每时每刻都在呼吸新鲜空气，呼出二氧化碳，空气中的氧含量高低，与人的生命活动的质量息息相关。

氧气是生命健康所必不可缺的重要元素，成年人每分钟耗氧量至少要0.25升以上，由于体内氧储存量1.5升左右，只有靠不停地呼吸，从空气中获得氧气，经肺泡毛细血管进入血液，再输送到全身各组织器官进行新陈代谢，以维持生命健康，故生命的终极秘诀即保护呼吸不断气。

科研表明，大地有了氧气才有生命，一旦空气中含氧量不足，就会给生命造成巨大的威胁。在通常情况下，空气中氧含量为21%，当含量下降到15%~19%时，人就会感到头痛无力，感觉不适，工作效率下降；当含氧量下降至10%~12%时，你就会感到头昏眼花，嘴唇发紫，动作失灵；当含氧量降到8%~10%时，脸色就会发白，失去知觉。

一般来讲，空气中的氧存在地球海平面以上2 000米范围内，海拔越高，氧分压越低，氧含量也越稀少；通常海拔每上升1 000米，空气中含氧量约减少10%，像青藏高原海拔在3 000~4 000米，空气中氧含量下降到15%左右，所以平常人去后多会发生高原缺氧反应。

人们往往只知道缺氧会呼吸急促，心跳加快，却不知缺氧会影响代谢能量的转化。人一日三餐吃进的产能营养素（碳水化合物、脂肪、蛋白质）均需在细胞线粒体"燃烧"产生能量，供氧充足，1克葡萄糖经生物氧化可产生38mol腺苷三磷酸(ATP)，但缺氧时养料燃烧不充分，产能效率大幅降低，体能和工作效率也会下降。更严重的是，若长期缺氧，未被充分燃烧的或代谢产生的废物，在组织细胞中会积蓄成为内毒素（自由基），久而久之，会造成部分细胞坏死，乃至癌变。由此可见，人类生命活动一刻也不能缺氧，没有氧，细胞就无法进行能量转化，能量不足身体无法健康，没有能量生命就会终止。

在通常情况下，氧气在大气中以游离态存在，占空气组分的21%，是一种无色、无臭、无味的气体。同时氧气还溶解在海洋、湖泊、江河的水中，水中的所有生物，无论是鱼、海藻、水草……也一刻不能缺少氧，否则会造成水生物死亡。人体血液中的血红蛋白携带氧，并输送体内每个细胞中，如果血氧含量不足就会导致健康发生一系列的问题，而且随着年龄增长，血管老化，血黏度增高，血液中的血氧饱和度与血氧分压会逐渐以每年0.3%的速度递减。因此，老年人往往容易发生慢性脑缺氧。大脑对缺氧最敏感，加之自身没储备，完全靠血液供给，每分钟700~1 000毫升，每天约16.8升的血流经大脑，若中断供血10~30秒，脑细胞就会轻度损伤；若中断3分钟，脑细胞将严重损伤，并难以修复；若中断3~5分钟，脑细胞就死亡。

慢性脑缺氧不仅会伤害老年人的大脑，同样会殃及机体各个脏器。因为所有器官的细胞缺氧了，新陈代谢就会发生障碍，轻则功能下降，工作效率降低，重则导致各种慢性病的发生。尤其在人口密集的城市，汽车尾气严重污染，空调废气排放量增多，大气中的氧含量会大幅度下降，尤其是当沙尘暴侵袭，或遇到雾霾天之时，空气中飘浮的颗粒物（PM2.5）会成为直接危害人们健康的"罪魁祸首"。因此，如何维护好空气的质量，减少或避免空气污染，自然就成为城市生态管理刻不容缓必须解决的问题。

还有一点必须提及的是，慢性缺氧还会伤害普通百姓，如上班族、学生及家庭成员，一到夏热冬寒之时，在密闭的空调房内，特别是商场、教室、会议室人员密集，又不注意开窗通气，室内大量二氧化碳积聚，氧气严重不足，时间长了就会出现头昏脑涨，注意力不集中，记忆力下降，以及情绪烦躁等症状，久而久之必有损健康。

总之，阳光、空气、水是地球上所有生物赖以生存的基本要素，氧气也是一切生物生命的重要源泉，空气质量的好坏与人的健康更是息息相关。对此人们都应该保持清醒的认识，一方面，应自觉地、积极主动地投入到生态文明建设中去，让蓝天白云，青山绿水，清新的空气哺育人们的美好生活；另一方面，在城市、尤以大城市居住的人群，大的生态环境并不太适合养生，但可以创造条件到乡村，尤其可以到深山老林、山川湖畔、沿海地区等空气新鲜的地方去养老。更值得一提的是，人们在不同的地方，所呼吸的空气质量是大不相同的。因为空气中的负离子被称为"空气维生素"，含量高低大相径庭：在空调房内每立方厘米只含10~25个，都市住宅40~50个，都市公园1 000~2 000个，郊外田野5 000~10 000个，高山、海边的10 000~50 000个，森林瀑布之下50 000~100 000个，"空气维生素"被称之为生命健康的"长寿素"。当人们知道氧气，尤其是"空气维生素"的功能作用后，对于广大的退休老人来说，完全有条件选择到生态环境、空气质量好的地方去养生；即便对大多数城市居民来说，大环境不理想，仍可以创造或改善小环境，多到绿化地带、城市公园活动，甚至通过及时开窗通风来调节，尽量让新鲜的空气为人类的健康服务！

（三）温度与健康

在日常生活中，外界环境的温度与人体健康息息相关。

据生理学家测定，人体最舒适的外界温度，夏天19~24℃，冬天12~22℃。当气温在15~18℃时，人的思维敏捷，记忆力强，工作效率高；当气温低于15℃时，人就会精神倦怠，反应减慢，效率降低；当气温降至4~10℃时，就易患感冒和上呼吸道感染；当气温再下降至4℃以下时，人体的热量便入不敷出，抵抗力下降；当气温降至0℃以下或高于35℃以上时，人就容易得病。这都是一般客观的规律。

人的正常体温为37℃左右，为维持体温恒定，机体的体温调节中枢会自动进行调控。通常一天内，因生理节律的变化仍有0.6℃左右的波动，如果情绪激动、紧张、发怒，甚至可升高

2℃之多，而且体表温度还会随气温的变化而有所升降。在临床上，体温37.5℃为低热，38~39℃为中热，39℃以上为高热。

人是大自然的人，生活在大自然环境中就时时刻刻会受大自然的制约与影响。如气象的变化，不仅与人的工作、学习、生活相关，而且同人的精神、情绪密切相连。如风和日丽，天高云淡，则精神爽快；阴雨连绵，天气骤变，情绪会忧郁一些；冬季光照减少，中枢神经递质分泌减少，人的精神就提不起来；而高温闷热，相对湿度过大，不仅使人精神烦躁，而且血流加快，血压升高，以致心脏负担加重，成为心脑血管疾病多发的诱因。不仅如此，人们对气候变化不只局限于气温，而且对寒暑、风雨、相对湿度的变化也十分敏感。如相对湿度在50%~60%，人就很舒适；如相对湿度较低，即使38℃高温也不易中暑；倘若相对湿度高达80%，天气又闷又热，即使气温31℃也可能使人中暑；若是高温高湿，风会加快散热，所以炎热之时，即使热风刮过仍会带来一丝丝的凉意；反之，当气温在0℃以下时，即便风力不大，仍有刮风刺骨难以忍受的感觉。所以，南方人既怕北方天寒地冻，更怕"风吹草动"，而北方人同样无法忍受南方湿热高温的夏天和冰冷刺骨的冬天！

大自然一年四季气候的变化，与人的生理节律运转规律大体是同步的。"顺四时，适寒暑"，不违天时，该冷就冷，该热就热，地球在转动，时间在流逝，万物在变化，但一年四季时令节气、气候变化的规律没有变，"日出而作，日落而息"，年复一年，周而复始，这都是大自然生命之"道"。正因为这样，就必然要求人们要"顺天而行""天人相应"，切不可相违背。正如巴甫洛夫所说："生命活动时，最伟大的力量是节奏。"大自然一年四季寒、暑、冷、热最分明，最讲节律，人们必须与之相适应、相和谐，切不可唱反调，否则就会遭到惩罚！

但是，现代人追求生活舒适，时刻寻找"幸福"生活，一到热天或寒冬，就整天泡在空调房内，殊不知天长日久违背自然规律，使人体肌肤的"营卫"功能遭破坏，机体自我防御系统的平衡就会失调。因此，感冒与上呼吸道感染的患者必然增多，慢性病继发均不可避免。

有关专家对室温与人的舒适度研究发现，当室温13℃时，50%坐着的人感到冷；降至12℃时，80%坐着的人感到冷；而活动着的人只有20%感到冷。若室温再度下降，则居住性降低，乃至有损健康。我国南方冬天无供暖设备，室温与温外温度几乎相近，故冬季寒冷老年人发病和死亡人数明显增加。

北方冬季普遍有取暖条件，室内最佳温度宜在18~20℃，22℃以上又会使室内空气过于干燥，从而破坏相对湿度平衡，若不及时通风换气，易患上呼吸道感染，乃至发生心脑血管病。若室内温度过高，与室外温差过大，不仅易患感冒，而且会成为细菌、病毒繁殖的温床，这样一来潜伏的危险会更大。

到了炎热的夏季，随着气温的升高，心脑血管病也会随之增多。据医疗统计，气温在21℃左右时，心脏病病死率最低；若到了酷暑之时，气温在35℃以上，空气湿温又大，天气又闷又热，气压又低，心脑血管病发病率明显上升。因此，高温酷暑之时，年老体弱者应重视疾病的防范。

除气温对人体健康的影响外，还有水温的影响该重视。水温的着眼点在于防烫伤或冻伤。如冬季用冷水洗衣、洗菜，血液循环不好的人要防冻疮；反之，水温过高危害更多，如温度超过60℃，就容易烫伤口腔、食道黏膜，成为口腔癌和食道癌的重要诱因。古话说："心急吃不了热豆腐"，吃进去，吐不出，极易烫伤口腔和食道黏膜。还有洗澡、洗脚的温度也不宜超过45℃，若是糖尿病患者水温还可低一些，泡脚时间可稍短一些，以防烫伤。

早在2000年前的《黄帝内经》指出："高者其气寿，下者其气夭。"说的是高山寒冷处的人多长寿，低处气温高寿命较短。纵观世界长寿村人，一般多居住在海拔1 000~2 000米高山森林地带，气候特点是空气清新，无污染，负离子"空气维生素"含量高，阳光充足，紫外线较强，利于身体钙的吸收，且大气压和氧分压较低，有利呼吸加深，增强肺活量，且一到夏天高温季节气温比平原低好几度（通常海拔每上升100米气温下降1℃），是避暑降温的好去处，这样一来不仅降低了基础代谢，还有利于睡眠，加之山水多为从岩石中渗出的弱碱性水，含多种微量元素，高山蔬菜新鲜无污染又安全，所有这些都成了得天独厚的优势，也成了健康长寿的有利因素。

现代科学已证实，人的生命活动是遵循能量消耗定律运作的，气温高低对代谢速率影响明显。最佳养生温度在23℃左右，高山森林密布，空气清新，代谢速率明显降低，生命能量消耗减缓，自然有利于健康。据测试，人的心率随体温升降均有起伏，一般每升降1℃，心率也随之增减10次/分左右。事实上，人的能量消耗男人比女人高，白天比夜晚消耗的多，睡眠时心率减缓，晚上一点深睡眠时体温最低，心率也最慢，是补充能量和细胞修复的最佳时刻。

当然，低温也绝非单一形式，关键在于它符合科学的健康理念。它同老年人适宜慢养生、静养生有异曲同工之妙，其基本原理都以降低代谢速率，减少能量损耗，进而达到延缓衰老进程有关。

（四）声音与健康

声音是人类的亲密侣伴，人类生存环境离不开声音。有了声音，人才能进行语言交流；有了声音，人们才能欣赏到各种悠扬动听的音乐和戏曲；有了声音，人们才能顺利学习现代科技知识，为社会和科学的进步做出更大的贡献；有了声音，人们才能开展各种形式的文化交流和从事一切社会交往活动，让人们和谐相处，并不断增进身心健康。

声音的种类很多，但与人们日常生活和健康相关密切的声音，主要有3种，即语音、乐音和噪声。

声音的强度叫声强，一般以"分贝"（dB）大小来区分等级。如，刚可听到的声音约1分贝，风吹树叶沙沙响约10分贝，卧室的声音约30分贝，轻音乐约40分贝，谈话声约45分贝，冰箱、电风扇响声40~60分贝，喧闹的街道70~80分贝，大声交谈、电视机声音约85分贝，汽车喇叭80~100分贝，飞机起飞声音约120分贝，巨大的轰鸣声约130分贝。超过70分贝就会损伤人的听觉，140分贝的巨响会"震耳欲聋"，使鼓膜破裂，特别强烈的刺激声，还能致人死亡。

声音中以悠扬的乐曲和戏曲最为动听，带给人的感受最美妙。音乐作为一种特殊的语言，其对心灵的感召魅力是其他艺术所无法比拟的。音乐不但表达心灵，也最能感动心灵，它可以进入心灵最细微的境界，把人酣睡着的灵感唤醒。正如音乐家冼星海所说："音乐，是人生最大的快乐；音乐，是生活中的一股清泉；音乐，是陶冶性情的熔炉。"大文豪托尔斯泰把音乐称作"世界上最高的艺术"。

　　科学家曾就声音对感觉器官和听神经的作用进行过研究，发现一根听神经纤维只接收一种频率的音响，音乐的作用首先通过音响，对人的听觉器官和听觉神经起作用，进而影响全身的肌肉、血液及其他的活动。由于音乐有它自己的振动频率、节奏和强度，如果传入身体后，正好与机体的相应振动频率和生理节奏相配合，就会引起"共鸣"与"共振"，从而有力地激发人的潜能，使人体某些部分的功能由静止状态转化为动态。如节奏鲜明强烈的音乐能振奋人心，使人心跳加快，肌肉收缩紧张；节奏和缓、旋律悠扬的轻音乐，则能让人放松心情，甚至可以催眠。因此，乐曲和节奏、旋律、音速、音色、音调和力度的不同，对人的精神状态就可起到兴奋、镇静、镇痛、催眠和情绪的调节作用。由于音乐能影响人的生理、心理，特别是情绪的活动，因此可以利用音乐的功能来改善和调节人体的生理和心理功能，从而达到开发智力、增进健康以及抗老防病的目的。

　　但是，音乐与噪声也只差一步之遥，如果你播放的时间、地点、对象不对，或者音响过高，过于强烈，不仅得不到收益，反而会造成危害。过响的声音，既破坏了音乐的内涵，违背了作者的意愿，而且过度的音响刺激，会让机体进入防御状态，激素分泌过旺，造成内分泌和神经系统紊乱；而且噪声过大，还是某些身心疾病发病的原因，尤以那些低俗的、颓废的、疯狂的音乐，甚至可以把人引入歧途。这是音乐欣赏时必须防止和杜绝的。

　　噪声则与音乐完全相反，它是各种不同频率、不同强度、无规律的声音杂乱组合，生理学将不和谐的声音统称"噪声"。噪声不仅滋扰环境，使人烦恼，也是对公共健康的一大危害，故噪声污染成了世界公认的四大环境污染之一。噪声对人健康的伤害，取决于声响的大小及人们暴露在噪声环境中时间的长短，像强烈的爆炸声，一下子就可以把耳内纤毛细胞损伤，甚至"震耳欲聋"；而日常听到的嘈杂喧叫声、机器轰鸣声，人们习以为常，但久而久之造成的慢性伤害也切不可麻痹大意。专家认为，噪声对健康伤害主要有：

（1）听觉器官的损伤。人的内耳有1.8万个直径只有0.01毫米的纤毛细胞，这些听觉细胞极为脆弱，一旦受损听觉就会减退，乃至耳鸣、耳聋。如噪声超过70分贝，耳朵就难以忍受，注意难集中，若超过80分贝，耳聋可能性超过50%。

（2）对人的神经系统生理功能造成损伤。噪声可使大脑神经的"兴奋与抑制"功能失衡，乃至自主神经功能出现紊乱，甚至可诱发心脑血管病，更严重的是噪声会严重干扰孕妇的情绪，造成胎儿畸形，以及智力低下等不良后果。

由于噪声对人的健康影响极大，所以世界各地都把控制噪声提上议事日程，并制定了控制噪声的标准。如听力理想保护标准为70~90分贝，脑力劳动理想保护标准为40~60分贝，睡眠的最低保护标准为30~50分贝。这一标准为人们提供了一个理想的"声"态环境。

噪声的音波不同，传播的途径有别，故控制措施也不同。关键在于全社会各行业对其危害的认知度，提高职业自觉，减少噪声源的发生，从源头控制抓起方能有良好效果。对于个人来说，主要做好自我防护，如在高噪声环境下可戴耳塞、耳罩；在家里要自觉控制电视、音响的音量，既保护了自己的听觉，又不影响左邻右舍。

总之，人们在日常生活中，应充分利用悠扬动听的音乐来调节情绪、振奋精神，让身心更愉快、更健康。同时，又要尽量减少或避免噪声的污染，共同创造优美舒适的生态环境，共同享受快乐的人生。

（五）森林与健康

森林是大自然中人类最亲密的朋友，也是大自然生态环境中最优异的"生化工厂"。它一年四季不停地发生"光合作用"，为人类制造氧气和"空气维生素"，它是大自然中空气的"吸尘器"和"消毒剂"，而且还是天然最大的"蓄水池"，它时刻不停地为地球生物圈提供取之不竭、用之不尽的"生命元素"及森林资源，是人类生命活动不可欠缺的重要宝藏。

森林是大自然生物圈中生命力最强的物种，在亿万年的生物进化过程中，强大的恐龙灭绝了，无数的物种被淘汰了，可是树木却照样顽强地、挺拔地存活着，不仅如此，它还无私地、永不间断地为人类作出无穷的贡献！

森林是天然最大的"制氧机"和"负离子发散机"。据专家测定，在森林中每立方米空气里含有2 000~5 000个负离子，若在森林的瀑布下，负离子竟高达40 000~50 000个。负离子经呼吸进入血液循环后，对机体健康有很强的促进作用，被誉为"空气维生素"。更重要的是，森林经阳光照射产生光合作用，为人类健康提供无穷的、必不可缺的能量元素——氧气，这更是生命的无价之宝。

森林是天然最大的空气"消毒剂"。当人们在生活在充满各种细菌、病毒污染的环境中而困惑之时，大树却日夜不停地分泌充满芳香的单萜烯、倍半萜烯和双萜烯等具有较强杀菌和抗癌作用的天然"消毒剂"。研究表明，这些带有芳香的天然消毒剂，能杀灭几十种细菌与病毒。据法国有关报道，在百货公司大楼里，空气中含菌数每立方米高达400万个，在森林中只有55个，相差7万倍之多。据测定2公顷森林一昼夜能分泌杀菌素30千克，可以肃清一个小城市空气中的细菌。不仅如此，这些芳香杀菌素还能促进脑垂体分泌生长激素，有助于分解脂肪，有利机体的新陈代谢和细胞的修复，其中单萜烯还有促进支气管和肾功能的活力，抑制精神焦虑，利于生理代谢的平衡。

森林是大自然最大的"吸尘器"和"空气净化器"。它具有强大的吸附空气中粉尘和过滤有毒有害物质的作用。据测定1公顷森林，每年能吸收二氧化硫720千克，可想而知，城市里的公园和绿地对净化和美化城市的生态环境作用之大。

森林还是看不见的、潜力巨大的天然"蓄水池"。大小树木都有强大的吸水能力，对大自然保持水土、绿化荒山坡野、改良土壤，以及保持空气湿度、改善生态环境将起巨大的作用。就以城市的草坪而言，据测定一亩地（666.67平方米）的草坪，每天蒸发的水分可达4 200千克，既调节了气温，更可使空气相对湿度提高5%~9%，若是一亩森林大树，其作用威力就更大。

森林还是减轻和防治噪声的重要屏障。当噪声声波折射到树林时，一部分被反射，另一部分会被折射和散射，因为树叶的气孔和绒毛可吸收音量1/4左右，尤其是厚而多汁的叶片，吸音效果更好。据测定40米宽的林带可降低噪声10~15分贝，城市公园中的成片林带、花草、树木可降低噪声20~40分贝。难怪人们在公园散步时，就会感到舒适、宁静，让人心旷神怡；即便是在居民小区中，只要绿地面积较大，花草树木枝繁叶茂，也同样起到降噪、吸尘的效果。

　　追求健康长寿是人类亘古不变的梦想，纵观世界各国的长寿村，往往多在山高森林密布空气清新的地方。如当今世界上的几大长寿地区，无论是亚洲的喜马拉雅山一带，还是中亚的阿塞拜疆和格鲁吉亚，或是南美厄瓜多尔，以及我国新疆维吾尔自治区。他们的共同特点是，地处高山或海滨村庄，大多森林密布，空气新鲜，含氧量丰富，没有任何污染，年平均气温多在20℃上下，或气温偏低的区域，空气湿度适宜，种植的粮食、蔬菜、水果富含微量元素硒和锰，杂粮品种较多，健康长寿老人比比皆是。

　　自古以来，我国古人一向重视高山森林对健康的作用。早在2000多年前《黄帝内经》就指出："一州之气，生化寿夭不同，其何故也？岐伯曰：高下之理，地势使然也……高者其气寿，下者其气夭。"道理已经讲得十分明白，高低气候不同，高者多长寿，低者多夭折。再看看我国佛教的寺庙、道教的道观，多建于高山秀丽清幽的深山老林之中，而且和尚、道士普遍多长寿。即便是生活在深山老林里的老百姓，同样多长寿，这都是不争的事实。尽管长寿的因素诸多，但离不开森林得天独厚的地理环境条件，正如《寿世保元》所说："山林逸兴，可以延年。"

　　总之，现代科学已表明，植物和人一样是有灵性、有生命的。植物有其独特的气场，与人之间还有生物场，可以进行能量的交换；绿色可吸收阳光中的紫外线，还大量发散有杀灭细菌、病毒的芳香性物质，它能净化、美化空气和环境，有取之不尽的"天然氧吧"和"空气维生素"的资源；加之高山森林气机流畅，鸟语花香，风景秀丽，环境幽静，气候宜人，使人视野开阔，心胸爽朗，这对调节人的精神情绪，激发人的生理、心理潜能，促进身心健康均大有裨益，若能在深山老林之中配合腹式呼吸和练功，那更会受益匪浅。

我从古稀之后，几乎每年夏季都离开繁华的大都市，到浙江深山的"农家乐"住上几个月，现又选择在气候适宜、山水秀丽、空气清新的养老基地长期居住，吸的是天然氧，喝的是山泉之水，吃的是无污染的粮食和新鲜的蔬菜水果，每天坚持走路、腹式呼吸和练功，这对康复与健康收益颇多，正因为这缘故，特将亲身感受与读者分享！

（六）居室与健康

人的一生有60%~70%的时间在居室度过，居住条件与卫生，对人的健康关系密切，尤其是当今大环境污染较普遍，重视营造居室小环境生活的优质资源显得格外重要。

《黄帝内经》指出："和于阴阳，安于居室。"《黄帝宅经》又说："宅者，人之本。人以宅为家，居若安即家代昌吉。若不安，即门族衰微。"药王孙思邈强调选择居住环境要"背山临水，气候高爽，土地良沃，泉水清美。"事实上，许多"寿星"都生活在山清水秀、依山傍水、空气清新的环境之中。因此，对居室健康也提出了相应的要求。

1. 尽量选择优良的大环境

自古以来人们都十分重视居住环境的选择，尽量避免不利因素，这一是千古永恒的原则。

古人认为，气是生命之源，只有气能聚集的地方才是好地方，"气乘风则散，遇水则止"，故水能聚气，风水好的地方必有山有水。所以古人讲究以河为傍，依山为居，背山面水，山水相匹，相得益彰。

尽管城市居民，居住大环境的选择局限性较大，但仍可通过社区小环境进行挑选，这对改善健康都是有益的，自然应引起重视。

2. 重视居室卫生标准

居室即家，是人们赖以健康生活的场所。人人都希望拥有一个既清洁卫生，又舒适惬意的生活环境，故必备以下基本条件。

（1）采光与日照。

采光指太阳光照射居室的时间，以每年冬至这一天，室内阳光照射不得少于1小时为最低标准。阳光中的紫外线对人体健康和环境卫生来说，都是必不可缺的重要环节。因此，居室应坐北朝南，前后两幢楼房之间的间距应满足采光和通风的要求。

（2）层高不能少于2.8米。

楼层高度是室内地面到天花板的高度，这是住房的生活空间，它不仅影响空间活动的范围，更重要关系到空气的流通与交换，人们长期在室内生活，呼吸可造成空气成分的改变，医学上叫"呼吸带"。因此，空间大小就直接影响室内二氧化碳的浓度高低，自然就关系到空气质量的好坏，这也是居室卫生必须重视的一个环节。

（3）注重室内通风和温湿度的调节。

室内若通风不好，势必存有不洁，甚至还积存一些有害气体，如果新装修的话，更应严防甲醛等有毒气体的伤害。因此，及时通风换气，在空调房及冬季门窗关闭的房内尤为必要，通风可使室内空气污染降低40%~60%，自然有利健康，但雾霾天或沙尘天时不宜开窗。同时厨房必须安装排烟机，以减少空气污染；厕所窗户宜常开，以利通风换气，降低相对湿度，防止病菌繁殖危害健康。在此要特别强调一下甲醛等有毒化多物质的排放特性，甲醛要在20℃以上才能挥发，温度上升8℃，相对湿度增加12%，甲醛的释放量增加15%左右，所以到了冬季，即使长时间开窗通风也无济于事，这一状况必须引起人们高度警惕才好。至于室内温度，冬季宜在12~22℃，夏季19~24℃，相对湿度在50%~60%较为有利健康。

（4）防止噪声污染。

室内噪声白天应低于50分贝，夜晚应少于40分贝，高出这个标准范围就会使人心情烦躁，干扰休息与睡眠，乃至有损神经系统和心脑血管的健康。因此，看电视、听音乐均应控制音响度，还应注意微波炉、电视机、电冰箱、电脑、手机使用时电磁辐射的污染，卧室内不宜放置家用电器，洗衣机、空调应定时清洗与消毒。

搞好室内卫生，消除卫生死角。居室卫生是对人体健康关系密切，是卫生防病的有效措施之一。厨房和厕所是重点，排油烟机要畅通无阻及时冲洗，厨柜食品要经常清理保持卫生；卫生间使用频率最高，下水道要畅通，浴室、马桶、洗漱盘等每天应冲刷干净，要消灭卫生死角，保持通风干燥，防止真菌等有害菌繁殖侵袭。讲究个人卫生，勤洗澡，勤洗晒衣服和被褥，防止螨虫滋生。

总之，在日常生活中，居室卫生和空气质量是事关人们身体健康的头等大事，应切实引起家庭成员的高度重视。据世界卫生组织调查，室内空气的污染度是室外的5~10倍，全世界每年死于室内环境污染的人数高达400万，全球约40%的疾病与居室空气污染有关。我国疾病预防控制中心依照国家《室内空气质量标准》在北京、上海、杭州、重庆等城市调查发现，室内甲醛总超标率达64.8%，TVOC（空气中挥发的有机化合物合称）总超标率达55.5%，其中室内空气甲醛浓度平均超过国家限量标3倍以上。据中国室内装饰协会调查，目前我国城镇居民家庭装修中80%以上存在甲醛超标问题，甲醛的释放期长达10~15年。据医疗统计，我国每年因室内污染引起死亡的人数达11.1万人，急诊人数达430万人次，室内污染引起的呼吸道疾病和肺癌的患病率居高不下，直接和间接经济损失高达101亿元。由此可见，室内的空气质量，特别是防止空气污染应引起我们每个人的高度重视，这绝非危言耸听，而是大量科学数据证明，与人们生命健康和生活质量息息相关的大事，切不可掉以轻心！

二、正确认识社会发展，与时俱进，转变观念，同社会进步与科学发展相适应

　　社会因素对人的生命平衡影响极大，时代不同，社会发展与社会改革、社会关系与社会交往、思想观念与思想意识、生活条件与生活方式、医疗条件与医疗水平等均各不相同，带来的机遇与挑战不同，既有压力，又有竞争，因此对人的健康均会造成不同程度的影响。

　　人的生存一刻也不能脱离社会，一生中要经历一系列的社会变化与改革，总是处于特定的社会关系之中，尤其是当今时代，社会改革与开放，科学快速发展，竞争十分剧烈，给人的思想观念、社会关系，以及生活方式等带来诸多的冲击，同时又会造成许多负面效应。如，环境的污染，生态的破坏，人际

关系复杂，人与人之间缺乏信任等均会对人的生态环境造成负面影响。因此，如何正确认识社会，如何正确面对社会竞争造成的巨大压力，如何正确处理错综复杂的人际关系，如何正确对待婚姻家庭，如何正确对待退休生活，乃至如何正确对待自己的疾病及人生的不幸事件，说到底就是如何跟上时代的步伐，与社会的发展相适应，这是摆在人们面前必须回答解决的重要课题。

1. 如何面对社会进步造成的各种压力

变压力为动力，这是人健康成长和社会适应所必须面对的首要课题。

社会进步必然会给不同的人群带来不同的压力，这几乎是一种规律，这是不可避免的。问题是你怎么认识和对待压力？当然，不同的社会发展阶段，不同的科技水平，以及不同的人群会带来不同程度的压力。

"压力"本属生活的一部分，有生活自然就有压力，这是必然的，要坦然处之。

在古时，生产力落后的社会中，"压力"首先来自应付生存。要寻找食物、寻找住所、寻找安全和寻求配偶繁衍后代等需求联系在一起。而现代社会，应当说"压力"与求进步、求发展已成了竞争的"主战场"，求生存只是生活应有之义。

当今社会，科学日新月异飞速发展，科技竞争之剧烈空前未有，社会已进入全球化、信息化，连网络都已进入"5G"时代，一部手机就可以"走遍天下"，试想如果连手机都不会使用，又怎么参与竞争？没有文化几乎寸步难行！社会生产生活信息化、智能化；农业生产机械化、信息化；未来战争打的就高科技的信息化战争，没有文化的军队真成了愚蠢的军队。由此可见，科技竞争是多么剧烈，牵涉各行各业、无一例外，但科技竞争说到底就是教育的竞争、人才的竞争。这样一来，就必然会给人们带来无穷的压力，同时又会造成许多看不见的、隐性的伤害。正如罗曼·罗兰在《约翰·克利斯朵夫》一书中所说："人生是一场无休、无歇、无情的战斗，凡是要做个够得上称为人的人，都得时时刻刻向无形的敌人作战。"如果说竞争是"第一战场"，那么面对竞争造成的负面效应，如紧张、挫折、失败、灾难、不幸等就成了有形的、公开的"敌人"；那么，在"第二战场"人们所面对的却是自己心理上无形的敌人——压力。科技竞争本是一把"双刃剑"，它既可为人类造福，但同时又给人们带来了无穷尽的压力，压力无处不在，就像一张"巨网"如影相随，无所遁形，有时甚至会把你压得气都透不过来。这一种状况也几乎成了现代社会竞争的真实写照！

另外，大凡生活在自然环境中，不可避免地会有各种突如其来的自然灾害，如水灾、火灾、地震、泥石流、风暴、车祸等，会让你毫无精神准备而措手不及，尽管是百年一遇，但当摊到你头上，压力之大无法想象。

在日常生活中，还会遇到不知其数的各种压力，如房价居高不下，学费负担过重，看病难看病贵，物价上涨过快，若再添上升学落榜，婚恋失败，事业挫折等均会给造成诸多的烦恼与压力，甚至连无所事事，饱食终日无所用心，也会让你无所适从，同样也会带来无形的压力。人生着实也很无奈，一个有血、有肉、有情感的人，对来自外界的激剧变化不可能会毫无反应，当主观与客观发生矛盾时，当自己的需求难以解决时，烦恼与压力会油然而生，这都是一种正常的心理"应激反应"。

可见，压力是难免的，是无处不在的。那么怎么应对压力的挑战呢？

（1）压力来自何方——寻找来源，这是化解压力的第一步。

我们的生活充满变数，自然也就充满了压力。如果没有压力，生命就平淡无趣，毫无活力；如果压力过多过大，过于紧迫，健康则面临威胁；然而，人的适应阈有限，一旦健康受影响，适应力就会大打折扣，生活的辩证法就是如此。

那么，压力到底来自何方呢？回答是来自社会的竞争与突发事件。

（2）分析压力——区分压力性质，绝不被压力吓倒。

人生处境不同，压力不可避免，面对压力该如何对待？从某种意义上讲，也是检验一个人意志、品格的一把尺子，逃避压力是懦夫，怨天尤人是自寻烦恼，正视压力，以智慧、勇气相对，寻找对策，压力就可变为动力，奇迹就能出现。事实上，压力绝不会因你的心情而改变，有压力并不可怕，可怕的是在压力面前退缩了，弄不好败得就惨了。因此，区分压力的性质，分清轻重缓急，采取不同的解压手段，方能收到理想结果。正如丰子恺先生所说："人间的事，只要生机不灭，纵使遭受天灾人祸，暂时阻抑，终有抬头的日子。"

就压力对机体健康影响而言，应区分不同层次。有压力不一定是坏事，适度紧张有益健康，从某种意义上讲，可提升应激力，使免疫功能处于"警戒"状态。但是，压力过大，过于持久，一旦超越生理或心理承受力的极限，势必会对机体造成伤害。

机体对压力的应激反应，分生理与心理两种，两者既有联系，又有本质的区别。不同的压力，对不同的年龄、性别、性格、受教育的程度，其反应的"感受器"所产生的应激力是不同的，如年轻力壮承受力强，反应快，消退也快，而年老体弱者则相反。而且压力和应激又分为三种状态：高压→高度紧张→过度应激；一般压力→紧张状态→一般应激；无压力→松弛状态→无应激。经常处于紧张和松弛状态属于正常的应激周期；若时常处于高压之下，机体处于高度紧张的应激状态，也就是说"心弦"拉得过紧了，超过了极限，势必会造成伤害；但无压力，无应激，长期如此，不仅生活质量低下，而且健康状态也不佳，这也绝非好事。

当然，生理压力和心理压力的应激途径和反应的力度各不相同，对机体的伤害也各不同。生理压力是面对突然事件或灾难，自主神经通过内分泌系统大量分泌肾上腺素（也称"动力大王"），血液迅速往大脑和肌肉输送，呼吸、心跳加快，血压上升，能量增加，肌肉收缩有力，随时准备进入"应战"状态，或投入"战斗"。当紧急情况解除之后，生理活动就会恢复常态，所以生理应激往往持续时间短，消退快速，伤害较轻。心理压力则大不相同，面对微妙的或剧烈的思绪变化，均会产生不同的应激，但持续时间却因情境的不同，有的可在短时内消退，有的可持续数月甚至数年；同时，心理压力引起的情绪波动起伏莫测，有的可成为隐性的"定时炸弹"，有的会当场"引爆"。正因为这缘故，几乎所有的身心疾病都同心理状态、情绪的冲击分不开，特别是中老年的各种急性或慢性病的发生、发展或恶变，都摆脱不了情绪、心理因素持续的干扰，有时过重的心理压力还可成为癌症的"催化剂"。

（3）剖解压力——化压力为动力。

压力过大对健康造成的影响是显而易见的，但对大多数人而言却往往会熟视无睹，不当为事。因为他们既搞不清压力来自何方，更弄不清压力对机体损伤的机制。因此，对如何化解也就无从谈起。也正因为这缘故，所以近年来，尽管人民生活水平提高了，但身心疾病的发病率却不降反升，居高不下，对此切不可疏忽大意。那么，如何正视与化解压力呢？

首先，要清醒地认识，当今社会压力无所不在，牵涉到所有人群，过度的压力是造成人们生活失调、机体生理和心理失衡的"罪魁祸首"。过高的压力会引起应激反应过极，首当其冲受伤害的是中枢神经系统过度紧张，内分泌系统引起功能紊乱，若持续时间过长，势必会造成新陈代谢失调，机体生态平衡被破坏。若对其认知不清或处置不当，如采用酗酒抽烟、暴饮暴食来排解压力，虽一时痛快了，过后反而加重压力；如果盲目地不予理采，延误了解压时机，更可能会引发"恶性循环"，加重对机体的伤害。不可否认，压力过重在身心疾病发作过程中，的确充当了无法抹杀的重要"角色"，对此必须高度重视，一定要先接纳它、承认它，切不可回避与盲从。

其次，认真评估一年来个人的压力指数，剖析压力来源，明确化解方向。你可依据压力测验提供的量值参数，分析压力源，然后分清轻重缓急，主动地、有步骤地采用利导思维的方式，进行心理转移、心理宣泄、心理倾诉，以达到心理升华，远离压力源，缓解心理压力，重建起和谐平衡的生态环境。

再次，采取正确的疏导舒解压力的方法。化解压力的方法很多，关键在于提高认知能力，采取正确态度，才能找到合理的、有针对性的方法予以化解。除上述心理疏导外，还可采用运动、音乐、戏曲、琴棋书画等手段来转移大脑皮质的"兴奋灶"，远离压力源，以平常心来对待外界的应激。在此，要特别强调一下运动对减压的作用。运动不仅可以增强中枢神经的兴奋度，达到心理转移的目的，更重要的是运动能振奋精神，使大脑分泌"脑啡肽"，让你心情愉悦，思想开朗，可增强抗压能力，化解不良情绪，有益身心健康。

总之，你想变压力为动力，就必须具有更强大的抗压能力，"压力像弹簧，你强它就弱，你弱它就强。"只要你认知深刻，正确对待，及时排除不良情绪的干扰，对任何压力承认而不回避，超越而不被包围，主动化解决不忍受，把压力当作一种机遇与挑战，就能变压力为动力，成为人生成长的"磨刀石"。

2. 如何正确处理人际关系？

这是社会适应健康又一必须回答的课题。

人在社会中生活，就必然有相互之间错综复杂的关系，如何处理好人与人之间的关系，包括上下级之间、同事之间、左邻右舍之间乃至家庭成员之间的关系，这是日常生活中时刻要遇到的问题，相互信任，相互理解，相互支持与配合，就可营造一个温馨而健康的生活空间，让你心情舒畅，十分有利于身心健康；反之，若人际关系不好，你就会小心谨慎处处设防，空间狭窄，心里窝囊有碍健康。所以心理学认为，好的人际关系，无论从生物学或心理学角度，看似利它，实际也是一种利己的行为，对社会适应健康和人的健康长寿都是一种正能量。

由此看来，人际关系绝非人与人交往的单纯关系，从某种意义上讲是社会道德水准的一面"镜子"，是社会诚信的一把"尺子"，也是社会精神文明建设的一个重要侧面。

（1）要讲诚信。

人际交往切忌虚伪，俗话说："浇花浇根，交人交心。"只要真心实意待人，人际间就能和谐相处；如果背离了诚信，相互间的友谊就无从谈起，自然人际往来也就毫无意义。

（2）要相互信任，相互理解，相互尊重，相互支持。

家庭和夫妻之间的关系，是人际关系中最重要、也最复杂的关系，一起生活，一起共事，信任和友谊比什么都重要；长期交往过程中，有不同看法甚至有矛盾都是正常现象，只要相互信任，相互尊重，相互理解，相互沟通，任何误解与矛盾都可迎刃而解，并可以在新的基础上，使友谊更加牢固，交往更加融洽。

（3）要严以律己，宽以待人。

严以律己，求同存异，更能显示出正直善良的气度，博得别人的尊重；宽以待人既是医治心灵创伤的"良药"，更是赢得友谊的"润滑剂"。如果在交往过程中再添加一点幽默与风趣，多留一点冷静思考的空间，定能让交往向广度和深度发展，使友谊更真诚，相处更友善。相反，有了矛盾相互猜疑，乃至闹翻了脸那是最愚蠢的；而小肚鸡肠，闷在心里较真，既伤心又伤人，那更不可取，会使人际关系变得更复杂、更无药可治。人际交往唯有大度宽容、不计得失、相互理解、相互沟通才是上策。

（4）人际交往还应保持一定的"心理距离"。

心理学有一种刺猬法则：在寒冷的冬季，因天冷两只刺猬会蜷缩在一块，可它们身上都长满了刺，挨紧了就会刺痛对方，于是就会分开一段距离，可是分开后又冷还得再抱一起，几次分合，找到了既能相互取暖，又不会刺痛对方的合适距离。心理学家爱德华·霍尔说："空间也会说话。"他认为，空间的使用，与人的某种本领有直接关系，既把自己的存在告知别人，又感觉到他人存在之远近。人际交往，当然离不开语言，然而，同时又存在大量的非语言——肢体语言的交往，这就是体态语言的奥妙。现代人，往往把这种"适度距离"，如公共场所推行的"一米线服务"，当作一种必须遵守的规则。每个人都需要只属于自己的自我空间，无论你漫步在人行道上，还是社交场合，每个人都占有一定的空间"领域"，一旦这"领域"被别人侵占，就会感到不舒服或不安全，甚至恼怒。

心理学把人际心理距离，用来表示人际交往规则之一，"亲密并非无间，美好也需要距离。"善于运用这种非语言距离，在交往中不论多么亲密，也应彼此保留个人的心理空间，所谓"密者疏之，疏者密之"就很有见地。

其实，在人际交往中，或者处理上下级关系，甚至家庭成员间的关系若有亲有疏，这都是一大禁忌。如亲疏有别，思想感情就会形成隔阂，甚至相互嫉妒，相互对立；若亲密无度，没了距离，也会物极必反，走向反面，这就是距离心理效应。

总之，时代在发展，观念在转变，但在人际交往中尊重他人的人格不能变。当然，在社会交往中尊重人的个性，尊重人的兴趣与爱好，乃至尊重个人的隐私，允许他在道德规范内选择其生活方式，也已成为人们的共识，这是无可厚非的，可以说这是社会文明进步的反应。

3. 如何正确处理家庭婚姻关系？

这也是社会适应健康的一部"重头戏"。

家庭是构成社会的基本单位，婚姻是维系家庭生活的"脊梁"。婚姻美满，家庭幸福，社会适应自然也稳定健康。

一提起家庭，人们自然会联想到这是人一生安全的"避风港"，是幸福生活的"安乐窝"。的确，这是美好婚姻的真实写照，也是人生归宿的期盼。当你有一个美满温馨的家庭，夫妻恩爱，感情深厚，相互体贴关怀，无疑是身心健康的奠基石，同时又是对社会适应健康的强有力的支撑，所以我们人人都应该珍惜它。

从心理学角度分析，美满婚姻心理效应巨大，它既有普遍性的特征，又具有持久性和愉悦性的特征。它对人一生的影响是难以估量的，只要你善于挖掘爱情的"宝藏"，必将使你的家庭温馨和睦。正如一位哲人所说："人生一世，亲情、友情和爱情三者缺一不可，它可让生命之树翠绿长青；三者缺一，已为遗憾；三者缺二，实为可怜；三者皆缺，活如死亡。只有真正体验了亲情的深度，领略了友情的广度，拥有了爱情的纯度，这样的人生才称得上名副其实的幸福人生。"

历史这面"镜子"，留给后人的启示是，家庭不仅夫妻要恩爱，而且必须尽心尽责教育好子女，使他们成为知恩图报，做一个对人民有益的人，这是做父母应尽的责任。同时还必须认清，健康与教育是家庭生活的永恒主题，家庭成员健康了，子女教育好了，家庭婚姻生活自然幸福美满了；否则，家庭"定位"一旦错了或偏了，出了问题就在所难免，社会影响也可想而知。

家风家教建设，本是我国家庭的传统美德，现今的确该认真补上这一课了。只有这样，才能让中华民族爱幼重教、孝敬老人的传统美德进一步发扬光大。

4. 如何正确对待疾病

健康与疾病本是人生最关心的热门话题，也是生命平衡中两个最核心的组成部分。但是长期以来，人们往往对此缺乏本质的认识，因此给社会适应健康带来不少困惑，自然对健康长寿造成诸多不利影响。

如何正确对待疾病，这是人人都必须回答、解决的重要课题，且认知越早、越符合客观实际，受益就越大；反之，会付出更多的"学费"。但人们不经过大病的风险，往往又难以深刻领悟生命健康的重要性。

我本人也是在经受病痛的反复折磨后，才真正懂得生命诚可贵，健康价更高。生命只有今生，没有来世，只是单行道，没有回头路。健康就像一个空心的玻璃球，掉下去摔碎了，难以挽救。所以，健康时必须好好爱护与珍惜身体。我在仔细琢磨后，有以下三点体会。

一是，怎么看待疾病?

疾病只是个现象，必须透过现象看本质。可人们一生病，就急于想治好，这也是人之常情。但病有轻重缓急，哪有这么简单，弄不好就会被病牵着鼻子走，颠倒了人与病的关系，只见病，不见人，只看现象，不看本质。如果不懂得挖掘自身的潜力，忽视人的心灵作用，单纯靠手术或药物治疗，往往欲速则不达，不仅可能走弯路，花很多冤枉钱，重则还会人财两空。

药是用来救急的。若是一些小毛病，或者是慢性病，就不必着急用药。拿普通感冒来说，一般一个星期就会自愈，多喝白开水就行，用不着打针吃药，机体免疫系统自动会"出兵"把它消灭。这对免疫系统还是一种"拉练"，对提高机体抵抗力大有好处。当然若是老人、小孩感冒发热，或是病毒性流感就当别论。

再说慢性病，也不必着急药疗。既是"慢性病"，急有啥用？还不如先用食疗调养，既来之，则安之，慢慢增强抵抗力，或者按老祖宗"三分治疗，七分调养"来调治。通常慢性病多属中老年退行性病变，这种病只能"和平共处"。比如，"三高"、糖尿病等代谢功能紊乱综合征，都是"冰冻三尺，非一日之寒"，有的该终身服药，有的还要"带病长寿"，俗话说"破锣经敲"就是这个道理，对它用不着恐惧，也绝不可"敌"视，而是要善待这类"朋友"，把它作为上天给予你另一种形式的"爱"，提醒我们分析原因，是生活方式出了毛病，还是别的什么地方出了故障，好从错误中走出来。而年轻人却完全不是这回事，通常一般小病摞不倒他，能把他摞倒的不是重病，就是急病，所以猝死往往中青年人多见，老人却是心肌梗死、脑梗死多发，这都是明摆着的。可见，治病不是最终目的，是要透过现象看本质，找出原因。

　　在老中医眼里，许多毛病是身体内部存在的各种不和谐与不平衡，或者心态出了问题，或者生活方式出了毛病，或者过于依赖医生的医疗模式出了差错。医学大家、药王孙思邈给人看病，不是上来就用药，而是先弄清患者近阶段的生活状态，是精神抖擞，还是萎靡不振，而后再问患者的饮食起居、生活细节，然后先以食疗治之，最后才用药。他认为病是现象，又绝非单一因素，治病是要医生和患者共同努力去调节这些不和谐、不平衡的状况，用药或其他手法，都是为了激发调动身体的气机运行，让身体完成自我治愈修复的过程。如果自身没这个能力，所有医生或药物都起不到作用。事实上，几乎所有的病，都是免疫系统打了败仗，若是免疫功能丧失了，再无回天之力了。所以，得了病别自己先乱了套，要沉住气，设法打开"心结"，问问自己哪里出了差错。因为"恐则气下"，本来正气就弱，一紧张，心慌意乱，自身免疫功能又遭一次伤害，这可是一大禁忌！为什么一些有经验的医生，对心理承受能力差的患者，都暂缓告诉真实病情；相反，那些庸医却会夸大病情，既想表明这病难治，显示其医术高明，更有伏笔，出了事与我无关，遇上这种医生你可得小心！由此可见，怎么正确看待疾病，还真有诸多的学问，切不可就事论事，否则就会误事。

二是，病出有因，要弄清楚"因果"关系。

严格地讲，身体不会说谎，病是一种表象，一种症状，或是一种信号，更重要在于找出因果关系，弄清为什么会生病？只有这样，才能吃一堑长一智，防患于未然。

先联系笔者自己四场大病来分析。

第一场大病，是疲劳过度引起的。1962年东南沿海紧急战备，前后往返前线，紧张备战长达七个多月，身体已十分疲惫；可刚回营房不久，紧接着冬训拉练，从苏州到安徽广德行程1 000多里，又要每天全副武装急行军120里，真是铁打的身体也受不住；加之我当时是师后勤部战勤参谋，任务繁重，压力也大；拉练前要先勘察地形、路线，然后还要带领部队急行军；老天又帮倒忙，下着鹅毛大雪，真是外面一身泥和雪，里面的汗水湿透了全身，行军途中又无法换洗；到了宿营地，其他人员抓紧洗脚、打好地铺就睡了，而我还另有任务，必须1小时之内把当天行军宿营报告送到司令部。所以一放下行装，立即打电话了解下属连队的行军情况，汇总上报；我比旁人多走路、少睡觉，忙得连泡脚都没时间不说，而且每天都要及时掌握部队情况，给部领导当好参谋，发现问题还要督促检查加以解决，天天如此疲劳不堪，到了第5天，实在体能不支，重感冒发高热了，但责无旁贷，还必须硬着头皮再坚持两天带队走到目的地。

一到住地，高热仍未退，可两眼看不见东西了。当即送往上海长海医院眼科住院治疗，诊断为"病毒性感冒继发两球后急性视神经炎"，因视神经盘水肿，把瞳孔挡死成"瞎子"了。幸好年轻力壮，医疗条件好，救治还算及时，但仍留下视力受损和头痛顽疾。这次生病，我才真正体会到疲劳这颗"定时炸弹"的厉害！事后我毫无怨言，反倒认为这就是使命担当，是成长过程中一种难得的历练和磨炼，也算是经受了一次考验。

第二场大病是身体抵抗力差被传染了重症肝炎。1979年我同部队领导分别下连队搞专题调查研究，一年365天，几乎近300天在基层，白天调查，晚上整理材料，连续打疲劳战；又遇上当地肝炎流行，我因长期在基层生活，营养跟不上，抵抗力差，被传染了还一点不知道。调查一结束，连夜赶写报告至凌晨一点多，当时想早点入睡，喝了几口药酒，结果"火上浇油"，第二天就全身发黄，去医院一检查，明确诊断"急性黄疸肝炎"住了院。问题是黄疸指数高达108（黄疸指数超过50，肝细胞就会坏死），整天输液，持续1个多月不降低，毫无食欲，见油水就吐，身体快速消瘦，病情危重就转到原北京军区总医院传染科治疗，经会诊，第二天就转到重症病房抢救，最危急时，因长期输液，血管变脆，手脚都无法输液，当即报了病危，此时王主任热心劝我把家属接来，我深知病情危重，但军心绝不可动摇，就婉言谢绝了主任的好意，并毫无畏惧地对主任说，"我不怕死，也死不了，输不了液就口服！"在医护人员的精心治疗下，很快我就渡过了难关，还不到一个月奇迹发生了，肝功能各项主要指标基本恢复正常，在当时病死率高达96%以上的"重症肝炎"，被我闯过"鬼门关"。出院后我先去北戴河疗养，然后又进野战医院康复疗养半年，才回到工作岗位上班。尽管这场大病让我逃过了死亡一劫，却因此不宜再在部队工作而提前退休了，付出的代价更大，教训更沉痛。

第三场大病是精神压力过重"愁"出来的病。2003年，小儿子与亲友合资下海经营宾馆和餐饮业，刚开张不到半月，就赶上"传染性非典型肺炎"（SARS）暴发，全面停业整顿，一个月要亏损一二十万，重压之下又不知"非典"何时结束？的确把我愁坏了，整天担心欠债还不了咋办？甚至感到人生绝望，想一走了之，医生诊断我患了忧郁症。真是年龄不饶人，心理承受能力经不起折腾了。好在"非典"不久便过去了，心结一解，压力一消，不到半年病就彻底好了！连主任医生都难以相信。此后，不仅让我对忧郁症的认识有了新的飞跃，而且心胸更开阔了，更重要的是思维方式有深层次的感悟，凡事绝不可光往坏处想，"钻牛角尖"。正如前文所说，弊导思维害人不浅，而利导思维将让人受益颇丰。

第四场重病仍是免疫功能打了败仗引发的。2007年，我刚好70岁，又逢建军80周年，作为老兵，我满怀激情想写一篇纪念"八一"建军节的文章。那一年上海天特别热，我光着膀子，既开空调又开电风扇，忽视了风寒的侵袭，写了大半天，左耳突然疼痛难忍，一点也听不见，脚也站不稳了，只好急诊住院。医生说："带状疱疹病毒潜伏在体内神经节里，一旦免疫功能下降，随时都可能出来作乱，对老年人来说发病率极高，切不可掉以轻心！"这可是我自己作出来的，雄心壮志无法替代抵抗力，麻痹大意就会遭受疾病的惩罚！

这四场大病，虽未受到致命伤害，但教训极其沉痛。如果进一步探索，有三次患病都是由于病毒侵袭造成的，可见我的免疫系统对病毒的抵抗力非常薄弱，今后该百倍警惕！总的来说，年轻时根本想不到会生病，真是一不怕苦，二不怕死，做"拼命三郎"，年老之后若仍不认真吸取教训，不讲科学态度，疾病就会乘虚而入。疾病就是对错误的惩罚，它没半点虚假，轻则付学费买苦吃，重则人财两空"送你上西天"！但是，疾病也不是一无是处，它对任何人都"公道"，不同的病，有不同的因，弄清因果关系，接受教训，比直接消除病症更重要，它能帮你重新认识人生，进一步认清自己的健康状况，从而"一病消灾"，让你认真改正有碍健康的错误观念和不健康的生活方式，使整体健康的层次更上一层楼。

仅从我个人的病因分析太局限，仍有待进一步深入探索，也更有价值。《矛盾论》指出："内因是变化的根据，外因是变化的条件，外因要通过内因起作用。"的确无论什么毛病，都不外乎内因和外因两个方面的相互转化起作用。内因无非是基因（先天因素），心理因素（心理健康、情绪影响）和机体的免疫力（抵抗力）；外因包括细菌、病毒的数量与毒力，环境因素，生活方式以及外伤事故等。

从内因来看，不管病大病少都是免疫系统打了败仗。免疫系统既是机体的"警卫部队"，又是一道"心理防线"，两者一坚固就可抵御任何来犯之敌。心态的好坏与心理是否健康，意志是否坚强，同疾病的发生、发展与转化息息相关。就以癌症为例，尽管病死率很高，然而奇迹就发生在那些不怕死的"乐天派"身上，一旦精神上战胜了，免疫功能就能发挥神奇的威力。相反，一听是癌症，仗还未仗，就举手投降了，吓死了，自然就无法挽救了。人体与生俱有神奇的自我修复能力、免疫力和自愈力，一般的疾病很难被攻破，即使是大病也难以被攻垮，但是人们一旦认知出了偏差，往往是严重低估了自身的抗病能力，并且不断犯这方面的错误，应当说这是首先需要接受的教训。

情绪是生命的指挥棒，百病生于气。世界卫生组织统计90%的疾病与情绪有关。其实很多时候，负面情绪才是幕后黑手，各种不良情绪会让人失控，而且最先攻击的目标就是身体的免疫系统。据统计，70%以上的人会以攻击自己器官的方式来消化自己的情绪，这是导致疾病发作的重要原因。世上没有既安逸又精彩的人生，美好的前程都是靠打拼奋斗出来的，有时情绪发生变化或失常毫不奇怪，关键是不能失控，要及时调节，不要被负面情绪所左右，更不能超越极限。由此可见，只要我们把控好情绪这一"阀门"，就可以少得病，晚得病，不得大病，即使得了，有乐观的情绪病也好得快。

从外因来看，不良的生活方式，包括吃、喝、拉、撒、睡、运动、熬夜、抽烟、酗酒、过度疲劳等都会积少成多，积劳成疾，必须仔细分析具体原因，然后及时调整。只要心态好，意志坚强，又坚持健康的生活方式，既讲节律，又讲节制，凡事若能保持适度，机体内外生态环境就可达到动态平衡，生命健康也就出不了大问题。

三是有病要早发现，早诊断，早治疗，不要犹豫不决，耽误治疗时机。

（1）治病先治心，要有战胜疾病的坚强信念。

只有"心理防线"坚固了，心态平和了，才能充分激发自身的免疫功能，打好攻坚战。正如狄更斯所说："一个健全的心态，比一百种智慧更有力量。"人与人最大的不同在于心态不同。心态的"态"字，拆开来看就是心要大一点，心大即宽，心大则安，遇事就能冷静应对，治病也不例外。心大了，与疾病周旋的余地就大了；心大了，病也就变小了；心大了，心不慌，意不乱，就能泰然处之顺其自然。因为心态好了，机体免疫系统的神奇威力才能得到充分的发挥，病就能转危为安了。

（2）有病不乱求医，坚持小病不用药，大病不过度治疗，恶病不乱治。

救急靠医生，调养靠自己；能用食疗，不用药疗；能口服，不打针；能打针，不输液。

同时，补药要慎用。中医学认为，病了往往气血亏虚，但虚不受补，用得不当，反帮倒忙。

至于化疗、放疗及动大手术，更应慎之又慎。放疗或化疗"敌我不分"，大伤元气，弊多利少，能不用就不用是上策！如果要动手术开刀，起码也该经专家多次会诊再定，切勿听一个医生说开就开，有时误诊也在所难免。

（3）对于食疗，专家研究发现血型与饮食健康关系密切，不同的血型有不同配伍与禁忌。

血型不同对饮食的要求也不尽相同。一种血型就像一把钥匙开一把锁，吃错了就得病，吃对了就健康，甚至可以通过血型饮食疗法治愈多种疾病乃至癌症，血型饮食疗法已经取得非凡的效果。

总之，血型不同对食物反应不同，不同血型对健康饮食要求不一样。过去人们对此的认知很肤浅，所以在饮食与疾病之间，许多矛盾与个案都搞不清楚。现代科学已揭开了谜底，如果遇上一些难以解决的健康问题时，的确应从血型疗法上寻找答案。人体所需的营养成分，与血型密不可分，这是通向生命平衡又一新途径，值得学习与推崇。

（4）现代人应该多学点医学基本常识。

随着社会与科学的进步，生态环境的恶化，竞争压力的加剧，当今文明病越来越多。因此，医疗干预，包括先进医疗仪器检查所受辐射伤害的机会也越来越多，在此错综复杂的环境下，人们如何更好地保障个人的身心健康，无论是出于健康生活，还是防病治病的需要，都要求人们必须学习掌握必需的医学常识，如生理、心理、营养等方面的一些基本常识，以便在日常生活中，获得更多的健康生活方式的指导，而且当自己的健康状况发生变化，或者生病治疗之时，可以根据自己的现状，及时采取正确的应对措施，以免耽误治疗时机。我始终认为，现代人尤其是中老年人学点医学和心理学的基本常识是十分必要的，他们既有时间，又有条件，完全可以做得到，这是利国利民的一件大好事。如果把它列为中老年人健康的必修课，不仅对全民健康能起到良好的作用，而且对提高全民的素质也大有好处。

5. 正确对待退休生活

退休生活这是每位工作人员，到了退休年龄就会享受的一种待遇，它既是社会适应平衡必不可缺的组成部分，也是社会进步一种体现。

退休绝非船到码头车到站，而是人生一种崭新生活的转折，俗称"人生第二春"的新起点。

随着社会的进步和生活水平的提高，人的寿命将会持续延长。如果你健康长寿，退休后起码还有二三十年，甚至更长的时间让你去享受。这么长的时间让你自由支配，退休生活到底怎么过，的确大有文章可做。社会不可能对退休之人的社会角色作出明确的界定，家庭也不可能对辛劳一生的长辈提出任何要求，起决定作用的还是退休者本人对未来生活的认知与安排，这是关系到下半辈子人生质量的大事。自然，人生的态度不同，文化教养的不同，人生追求的不同，退休生活犹如万紫千红各显本色也不同。

当然，退休的初期也有一个适应的过程。一下子从紧张、有节奏、有规律的生活中走进无所事事、不知所措的退休生活，就有点丈二和尚摸不着头脑。这种生活角色的转换，在短时间内产生不适应是正常的，尤其是那些事业心特强的人，还很可能会产生失落感。若生活节律一乱，乃至会影响生理、心理功能的紊乱，甚至会患上"离退休综合征"，这就需要做些心理调整和治疗了。

人生是一个过程，每个人都有幼年、青年、壮年和老年。如果把青年比作是人生的春天，那么老年就是人生的秋天。春天固然生机蓬勃，秋天却是成熟、丰收的季节。有的学者说："人过花甲成熟美，过了古稀智慧美。"法国启蒙思想家卢梭认为："青年期是增长才智的时期，老年期则是运用才智的时期。"英国文学家萧伯纳说："60岁以后才是真正的人生。"因此，退休后这几十年将是决定人生是否精彩的关键所在。

那么，退休生活怎么过？本人从病退至今，已过了几十年的退休生活，开始也走过弯路，有经验也有教训，最深的感受是：人到老年可以贫穷，可以孤独，甚至可以不幸福，但不可以没有自己的向往与追求，绝不可以没有梦！人是逐年变老了，但心不能老，只要心不老，就能充分挖掘生命的潜能，让你充满阳光，保持青春的活力，享受人生第二个春天的快乐！

（1）总的原则是，要以快乐健康为中心，坚持两个基本点。

健康来之不易，随着年龄增长，生理器官的衰老，心理承受能力的下降，社会适应能力的降低。因此，如何维护好身心健康，保持良好生活质量，必然是退休之后要把握好的头等大事。一切要以快乐健康为中心，凡是有利健康的活动就积极参与，不利健康的一律不做，也就是说，怎么快乐、怎么有利健康就怎么做，这是唯一的标准与原则。

围绕中心还应落实两个基本点：一是要以落实健康生活方式为着眼点，坚持锻炼和娱乐为重点。二是一切活动都要潇洒点、宽松点、悠着点。这两点说起挺简单，但落实起来也不容易。根本原因是人性的弱点在作怪，即使认准了的事，要坚持还必须有决心和毅力；再一个因素是，退休了自由自在了，一懒散，朋友一忽悠，就会动摇不定，生活无规律，一天到晚无所事事，甚至"生物钟"都紊乱了，势必对健康不利，应从思想上到行动上高度重视才行。

就以运动锻炼来说，大多数退休的人都很难一以贯之坚持到底。这也可能是个人爱好兴趣不同，更是个人的自由，不必多此一言。但我认为，锻炼与不锻炼，从长远来看是大不一样的。我觉得，运动锻炼对步入退休之年的人具有特殊的意义。运动锻炼对增强肌肉力量，消耗体内脂肪，保持良好的体质，减缓衰老的进程均有重要作用，"用进废退"这是一条铁的定律。更何况，人老腿先老，一旦连路都走不动了，人的生活质量和人生的尊严都会受到严重影响，到了那一步就为时晚矣！在此，我告诉大家一个秘诀，运动就像轨道上的"板道叉"，运动了，"道叉"就把血和养料"板"向双腿。大腿的肌肉、血管各占全身的50%，运动时血液快速流向肌肉，不仅只是消耗大量脂肪防止肥胖，更重要的是把蛋白质存储到肌肉里，你越运动，肌肉就越强壮有力，这对老年人来说是何等的迫切与重要。相反，若是不动，血液流向全身，能量会自动转化成脂肪大量积存，久而久之，势必成为肥胖症乃至代谢功能紊乱综合征，那问题就多了。所以，退休后就应早下决心，早采取行动加入锻炼行列，应把它作为硬指标落实到行动上。至于怎么锻炼身体，自然应根据个人状况而定，只要参与了，就应量力而行，科学合理，持之以恒，一以贯之，坚持到底，必有丰硕的成果。

（2）要退而不休，坚持活到老，学到老，针对个人的爱好兴趣，统筹安排退休生活。

退休生活空间无限，只要你有兴趣去学、去实践，都可以其乐无穷，大开眼界，大长见识，甚至大有作为。无论是琴棋书画，还是现代信息工具电脑、手机，学习内容和深度、广度都十分丰富，既可以极大地提高文化艺术修养，更可以大开眼界，交流信息，广交朋友，还可以方便购货，提高老人的生活质量。尤其是文化娱乐活动，什么舞蹈队、歌唱队、模特服装表演队，自己喜欢什么就可以学什么，内容丰富多彩，艺术才能的展示也是无限光彩，各省市乃至国家级举办的优秀作品，都会让你耳目一新，什么叫生活质量，这就是标杆之一。

旅游生活也是退休生活所必不可缺的一个侧面，但切不可错过60~80岁这20年"黄金期"，要早计划、早安排，过了这年龄段外出旅游就困难了。各人可以根据自己的兴趣与向往，约几位好朋友结伴而行，可以先游玩祖国大好河山的秀丽风光，条件具备的还可以放眼世界，周游你想去游览的国度，若能带上摄影机、录像机把你见到的最美的景色、最美的记忆都定格下来，还真是人生最可贵的精神财富呢！

至于各种文化娱乐活动，那更是千姿百态，会让你一生难以忘怀。我虽没有文艺细胞，但却是个京剧迷，各流派京剧艺术家唱功之优美，武艺之高超，实让我得到了最高的艺术享受。每部剧本其寓意之深实令人回味无穷深受启迪，越看越让我懂得什么叫"国粹"。尤其是当看到央视荧屏上，京剧票友"最佳搭档"表演时，年龄最小的才五六岁，最年长的竟然已耄耋之年，太令人敬佩与感动！

京剧是我退休生活的"三大宝"——写作、运动及看京剧。因为我一生唯一的爱好就是学习钻研心理学，退休之后仍壮志不移。尽管我生了四场大病，仍照样笔耕不辍，即使生病期间，我仍然可以同医生、同病友探讨患者心理活动状态，交流同疾病斗争的感受，探讨生命科学的相关认知，从中吸取丰富的营养。《生命重在平衡》一书就是在同疾病长期、反复的斗争中领悟出来的。生病时我把写作当作转移注意力、减少病苦的有效"良方"，写作不仅让我赢得了与病魔周旋的可贵时间，同时还调动了全身免疫功能，增强了战胜顽敌的强大"心理防线"。每当写作疲劳了，我就开启"右脑"欣赏京戏，这不但让受过重伤的"左脑"得到充分的休息，而且会让右脑思维更兴奋、更活跃，写作起来也更得心应手。

（3）要关心国家大事，积极参与社区和所在单位的社会活动，关心教育好下一代。

退休了仍应充满家国情怀，没有国家哪来小家，国家发展与安定是生命攸关的头等大事，退休人员应当成为国家稳定的基石，要关心政治、时事，不信谣不传谣，不随便议论不明真相的国家大事，对于存在的诸多问题相信党和国家一定能很好地治理与解决。我们对祖国的未来充满希望，相信祖国的明天会更好。社区是我家，和谐文明建设靠大家，在力所能及的前提下，尽量多参加一些社区的志愿活动，发挥应有的余热。子女的健康与教育是我们老一辈应尽的责任，要协助子女当好下一代教育的配角，绝不越权错位包揽，家庭成员要知恩图报各尽其责，尽力把美好的家园建设好。

总之，漫长而充满情趣的退休生活是人生最后一段旅程，如何安排好这相当长的人生历程，尤其是"第二春"中前20年的黄金期，60~70岁是人生再次"充电"和迈开双脚游览祖国大好河山的宝贵时期，70~80岁是享受和品味祖国文化艺术的最佳时期，这两个"关键期"能否抓得住，的确是关系到晚年生活能否健康愉快，能否有良好的生活质量的决定因素。要想达到比较理想的目标，就应努力争取做到"三个"正确对待：即正确对待自己，正确对待别人，正确对待社会。人贵有自知之明，也有知人之明。为什么古人强调"人贵有自知之明"，难就难在自知之明上，难在正确对待自己上，年轻时怕无知，年老后怕"难得糊涂"，只有摆正位置，正确认识自己并战胜自己，才能正确认识别人和正确认识社会，否则就难以分清是非、认清本质。我们这代人，都是从旧社会过来的，国家的发展进步够快的了，尽管还有许多不足不完美的地方，但一定要相信党，要爱护祖国母亲，一切都会好起来的，落后和腐败必然会被滚滚向前的历史车轮碾得粉碎。

退休生活空间广阔，要想把握和过好这"第二春"，还应当争做"时间的主人"。要学无止境，活到老，学到老，不断更新知识，更新观念，跟上时代步伐；要做"情绪的主人"。绝不被负面情绪所左右，人到晚年难免会生病，绝不被病情牵着鼻子走，面对未来，要笑对人生，活在当下，活出新境界；人在历史的长河中，虽只是沧海一粟短暂的瞬间，但也应争当历史的主人。虽个人知识和能力有限，不可能给历史留下什么"印记"，但绝不可给历史涂上污点，要做一个正直的人，充满正能量的人，不愧为有历史担当的人。

6. 步入老年后如何养老

人生进入老年，面前明摆着两个非常现实的问题，一是如何养老？二是如何理解生命，面对死亡？这是每个老人都必须回答解决的，也是社会适应所必须认真思考解决的重大问题。

那么如何养老呢？自然也有好多选择：是依靠子女一起生活、请保姆居家养老，还是到敬老院养老？各人都可以根据自己的实际情况有针对性地加以选择。就我个人而言是选择后者，而且还远离大城市，到边远的山区适合自己养老的环境去安度晚年。因为每个人的生活目标与生活方式不同，尤其到了老年只要健康状况允许，还是坚持独立自主生活更舒畅自在。凡是能自己操劳的事，切不可有依赖子女的想法和做法。子女都有自己的家，到了中年往往都是"身挑两肩"，上有老，下有小，社会工作担子也不轻，即便退休了也不可能陪伴父母养老送终。何况有些子女还远在国外，更是鞭长莫及，"远水解不了近渴"，到了危重关头能临时回来安顿一下就已经相当不错。如果是独生子女，有4位老人需要照顾，又怎能挑得起养老的担子。所以，靠养儿防老在当今社会已不现实。那么，在社区居家养老可行吗？看来条件也不成熟，即使大中城市有的社区办了食堂，但仍远不能满足居家养老的要求。若请保姆照料，也有诸多问题不好解决。所以就目前状况而言，我觉得还是选择合适的敬老院或老年公寓养老比较稳妥些。

当然，进敬老院也同样有诸多的矛盾。选择一个较适合的敬老院或老年公寓是必须优先考虑的前提，如在城市医疗救护和子女探望都较方便，但住房空间狭小，价格也较昂贵，尤其是大城市空气污染和光污染比较严重，空气质量一般，不适宜养老。若选在森林山区，除交通不便和医疗条件较薄弱外，却有极佳的自然生态环境，优质的服务和实惠的价格，更重要的是优良舒适的空气。

当然，敬老院的空间也十分有限，即便是公寓式的，也不可能把你一生辛苦节俭积攒起来的"财产"统统搬进去，它只要带上两卡（银行卡、医保卡）和一些日常用品就够了，面对这么多"身外之物"如何取舍？还真成了老人的一大纠结！子女最多也是挑选一点有价值、有纪念意义的东西，卖掉没人要，白送人又不甘心，唯一的出路就是要舍得、要放下。的确，如俗话所说，你有良田万顷，日食不过三斗；大厦千间，夜眠无非八尺，财富只不过像击鼓传花，暂时在你手里过一过、玩一玩而已，钱没有不行，够花就行，多了既可能捆住你的快乐，更可能会成为你的累赘。实际上人生许多东西都是取自社会，最后还是要回归社会，这才是正道。想通了，诸多的矛盾也就迎刃而解了。

曾经有不少人问我，为什么要选择远离上海，到浙江丽水山区养老？主要出于两个基本想法：

一是，人生自定的目标要努力去实现。这就要有一个良好的环境和安静的空间去完成创作的任务。我后半生潜心钻研心理学，"行百步者半九十"，余生之年就是要静下心来，去学习书法，实现"静养生"的目标。

二是，根据个人理解，老年健康一定要重视养肺。中医认为，肺是唯一与外界相通的器官，故有"娇脏"之称。肺为华盖，主一身之气；气为血之帅，气行则血行；肺养好了，肺朝百脉，全身细胞供氧充足，生命平衡就有活力。医学资料表明，老年人体弱多病，肺衰弱往往是个"始动环节"。所以，老年养老选择远离大城市，到空气新鲜的山区是上策，这对养肺大有裨益，山区空气新鲜，是城市花很多的钱也难以买到的，是任何药都无法比拟的。对此，我自己就有亲身体会，之前由于带状疱疹病毒使我的大脑遭到严重伤害，神经功能难以康复，在此居住近4年后，不仅后遗症明显减轻，整体健康也发生了质的变化，不得不承认清新空气让全身细胞，尤其是脑神经细胞的新陈代谢发生了重大的质变与更新，这是我从未预想到的。这样一来，不仅近期目标实现了，心情舒畅，心情愉快，生活质量也明显得到提高，的确感到既活出了健康，又活出了一定的深度，活出了人生应有的价值。

至于生死，我早有思想准备，看得也十分平淡。生老病死客观规律，谁也不能违背，面对现实顺其自然就是了。何况我从军30多年，虽未经受重大战争考验，但也经受了多次生死的磨炼，多次经历部队"紧急战备"，火速赶至千里以外的东南沿海前线拉练将近大半年，我这个师后勤部战勤参谋，其任务之艰苦紧张是常人难以设想的。1969年在中苏边境，部队不远万里从南方一下拉到内蒙古，直奔边境第一线，气候寒冷不说，随时准备与敌人血战到底的气焰压倒一切。我临危受命，从师秘书科调到师宣传科主管战备教育，压力之大，任务之紧张繁重，真是令人永生难以忘怀！此外，我还曾经闯过4次疾病鬼门关，报过1次病危、北方大演习时煤气中毒死里逃生、青霉素过敏被抢救过来，还有隔离武斗时子弹从耳旁穿过，反正有惊无险，见怪不怪了！一不怕苦，二不怕死的人生观久经部队的锤炼，已经在灵魂深处扎了根，所以在养老过程中，对于生死，

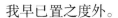

我早已置之度外。

但是随着年老，机体生理功能的衰退，各种慢病势必会乘虚而入、接踵而来，病痛带来的折磨与痛苦实属难免，面对现实必须保持清醒的认识，我觉得有三点感受值得深思：

一是，到了老年，机体生理功能退化，免疫功能下降，因此有病是常态，没病才奇怪，不是要求与之抗争，彻底治愈，而是要与之和谐共处，要准备带病养老，带病长寿。客观分析，任何老年慢病都是经几十年磨损、消耗和积累的结果，到了老化、退化、硬化了，那还能以旧换新、返老还童？"原配件"到那去找？既然如此，就不必花更多的精力与本钱去过度治疗，只求与疾病和平共处；若遇有癌症与重病，也不必心理压力过重，既来之，即安之，若有挽救的余地，首当其冲是要有"敢打必胜"的坚强信念，只要"心理防线"牢不可破，就应以坚强的意志和顽强的毅力与之周旋，在医生的精心救护下，力争有一个好的结果。但是一切都要从实际出发，切不可盲目乱求医、乱用药。老年人要重在防病抗衰老，力争机体生理功能衰退慢一点，只要不失能、不失智，"破锣经敲"就能长久点，一切都要实事求是区别对待。

二是，心理健康是老年人最重要的健康。从某种意义上讲，自己是最好的医生，就是要从心理健康这个"突破口"做起，只要心理健康了，与慢病打"持久战"就有坚强的后盾了，只要"心理防线"坚不可摧，什么疾病都可踩在脚下。事实上，医生治病只是救急，对症下药也多是根据患者病情来决定，可心理疾病靠药能医吗？何况老年人社会接触面大为缩小了，老友走的走了，甚至老伴也甩手先去了，心理孤独，心胸狭窄，对心理健康危害极大，80%~90%的老人都多多少少有心理问题，失眠、忧郁的不在少数，"心病要靠心药医"。诸多老年病都来自心理不健康，心理平衡长期失调，必然会造成生理功能的紊乱。反之，心理健康了，心理平衡了，身心健康就有可靠保障了。可以说，心理健康就是老年健康的短板，抓好心理健康也就抓住了主要矛盾。人到老年千万不要有侥幸心理，一定要有主心骨，不是靠医生、药物保驾护航，而是要靠科学知识武装，退休之后完全有条件学点医学、心理学、营养学知识，靠健康管理、健康投资、营养干预和科学的生活方式，把健康的主动权牢牢掌握在自己的手里。

三是，养老要靠智慧，仁者长寿。历史经验告诉我们，我国古人平均寿命只有30岁上下，这与生活条件匮乏、艰苦劳作、医疗落后、战乱频繁、瘟疫流行息息相关。但是一些哲学家或艺术家却很长寿。如古代孔子73岁，荀子74岁，庄子83岁，孟子84岁，墨子92岁。近代，如齐白石93岁，梁漱溟95岁，季羡林98岁，冰心99岁，巴金100岁，马寅初100岁，周有光111岁……这些人的共同特点是善修养、重情操、勤思考、有毅力、有智慧。他们长寿的根本原因在于看懂世态，看透名利，看破生死，为人处世重修炼，拿得起，放得下，看得开，宠辱不惊，随遇而安，顺其自然，仁者长寿。可见，养生重在养心，"心底无私天地宽"，与人为善，助人为乐，知足常乐，心理强大胜过一切。人的一生，健康才是目的，快乐才是真谛！让我们人人都虚心学习先辈们的长寿之道，活到老，学到老，修到老，努力登攀健康长寿之峰！

7. 如何正确对待人生的不幸事件

俗话说："天有不测风云，人有旦夕祸福"，人生的不幸在社会生活中屡见不鲜，自然也是社会适应健康不可或缺的组成部分。

人们常说，人生三大难，中年丧子，老年丧偶，天灾人祸。近年来，随着社会快速发展，需求与发展矛盾不断增多，各种疾病与灾难频频发生，特别是地震、山洪、泥石流、水灾及火灾等重大自然灾害，夺走了无数人的生命和财产，造成了无法挽回的创伤和痛苦，如何面对现实的残酷挑战，这的确也是人生的一大考验。

人生的不幸事件，往往都是突发的。人们毫无精神准备，对突如其来的天灾人祸、重大打击会显得束手无策。在此情况下，社会的支撑与正确的认知评价，以及如何在灾难中不断提高自我抗挫折能力就具有持久的、立于不败之地的支撑意义。

对于重大的天灾人祸事件，单靠个人的自救能力十分有限，社会的力量起着决定的作用。近年来，无论是抗洪救灾，还是抗震救灾，我们国家之所以能够在短时间内，让人民群众的灾难损失降到最低限度，并重建起美丽新家园，全靠党和政府的关怀，举全国之力，"一方有难，八方支援"，在全国人民和亲朋好友的热情帮助下，使灾区人民感受到人间处处有亲人，人民解放军是最大的亲人，哪里有难就战天斗地、勇往直前、冲锋在第一线，从而使受灾的群众化悲痛为力量，重振信心，战胜灾难。甚至可以说，中国人民的抗震救灾史，在人类的发展史上是创了奇迹，立了丰碑，是史无前例的伟大创举！

当然，要想战胜各种不同的不幸事件，对于个人来说，还应有正确的人生态度和良好的认知评价，这对减少应激压力至关重要。因为人生态度不同，认知评价不同，对人生事件的应激反应及伤害程度就大不相同。凡能正确看待和评价事件者，往往均能较冷静、客观进行分析，采取果断的措施；反之，若判断失误，伤害就重，这方面的教训比比皆是。

老实说，人生不可能一帆风顺，不幸和挫折在所难免，也可说这是人生必须经历的一个部分。如果认知不对，态度不当，很可能会错上加错，甚至会"乱上添乱"，所谓"祸不单行"，可能也源于此！总而言之，要想战胜一切不幸与灾难，首先必须战胜自己，只要自我心理强大了，即使遇到最大的不幸也能泰然处之。

第五章 平衡失调

　　生命重在平衡，前四章我们对生命的主体，生理平衡、心理平衡和社会适应平衡的科学内涵进行了探讨，这一章将讨论平衡失调，这也是生命平衡必不可缺的重要组成部分。

　　在人生过程中，生命不可能永久健康，各种生理功能、心理功能和社会适应功能不可能处于永远的平衡，生老病死的客观规律是亘古不变的。生命机体原本就是平衡与不平衡的对立统一体，平衡与不平衡既相互依存，又相互对立，并在一定的条件下相互转化。平衡总是相对的，不平衡是绝对的，生命始终处于"动态平衡"或叫"稳态平衡"的自动调节与运行过程之中。一旦平衡失调了，机体的生理功能与心理功能就会发生故障，机体的自我调节机制就会自动进行调节，但当超越了极限就无法挽救，生命也就终止了。生命的辩证法就是如此客观与现实。所以，在生命过程中，无论是哪个系统或器官发生了失调，不管其轻重，既不能视而不见，也不必大惊小怪，而应慎重对待具体分析，并视情采取必要的防范措施。正因如此，就十分有必要对平衡失调的生命现象做深入的探讨。

一、正确认识生命平衡与不平衡的辩证关系，是正确对待健康与疾病的重要前提

生命的过程就是生物体由健康到衰老的动态平衡的过程，衰老是平衡失调的自然生理现象，随着年龄的增长，代谢废物和活性氧生成增多，细胞内氧化应激加剧，势必会造成细胞和线粒体的损伤，从而加速衰老及退行性疾病的发生，导致平衡失调的加剧，这是平衡失调的重要原因之一。当然，这也是生命平衡不可或缺的组成部分，究其原因自然也是多层次的。

先从生理层面来看，人体是由数以亿兆的细胞组成的，整个生命过程细胞都处于分裂增殖与衰老消亡的不停演变过程，无论是数量，还是质量都毫不例外地处在动态变化之中，只不过年龄不同，细胞每时每刻增减的速度与消亡的进度，不仅有数量的不同，更有质的差别。因此，生命的活力与健康程度就大不相同。如，年轻时干细胞分裂增殖快，细胞活力强，机体处于生长发育时期，生理学称之为"进行性变化时期"；进入中年期，细胞生态处于均衡状态，增殖与消亡不差上下，生命健康相对平衡与平稳；步入老年之后反差就出现了，不仅细胞分裂增殖速度赶不上衰老和消亡的速度，而且细胞线粒体数量也随年龄增长而递减，细胞的生命质量远不如年轻时有活力，跟随年龄增长，细胞和线粒体的数量和质量下降，生命失衡现象随之而倍增，故老年期也称之为"退行性变化时期"。"一进一退"与数量和质量的增减，不就清楚地表明机体的生态平衡，是经常处于不平衡的动态失调与动态平衡之中。

从微循环障碍的发生、发展的态势来看，生命平衡发生失调，乃至衰老、疾病和死亡都是必然的。因为微循环编成的血

管"网"，是全身最长、最细、最薄的血管，它的任务又最繁重，要时刻不停地给细胞输送养料，运出废料，故血液要在这么细长的管道中流动是十分艰难的。它很容易受各种原因造成血液流动缓慢而受阻，如年龄增长、血液变稠、血中的红细胞携氧能力降低、夏季气温过高、饮水过小、饮食不当等，都很容易造成全身性的微循环障碍，使组织器官因缺血而发生功能失调乃至诱发各种疾病。其实，微循环的生长及衰老过程与机体组织的发展过程极为相近。同样，微循环在30岁时是鼎盛期，至35岁左右开始走"下坡"路，到40岁时就出现了微循环障碍，至50岁左右就会明显的微循环"衰老"的表现。这就是为什么现代人生活水平提高了，而疾病却向年轻化蔓延的一个重要原因。其实，许多慢性病，如"三高"、糖尿病、心脑血管病的发生和发展均与微循环障碍密不可分。微循环障碍既是发病的诱因，反过来疾病的发生，又会加剧微循环障碍的发展。如此"恶性循环"，大有防不胜防之势。由于微循环无处不在，构成了人体最精密的传递结构，任何一点污垢或外力的冲击，都会破坏他的精准度，它对人体的作用十分强大，但又十分脆弱。因此，与生命平衡失调息息相关。

再从新陈代谢的规律来分析，人体生命过程中，始终处于物质代谢与能量代谢不停地消长变化过程之中，其代谢水平的高低同年龄的大小息息相关；新陈代谢的兴衰过程，集中反映了生命代谢的不平衡的状态，代谢水平有高有低，正是代谢过程动态调节的具体反应，一旦代谢停止了，生命也就终结了。那种主观愿望想"长生不老""永远健康"，只是一种梦想，是与新陈代谢的客观规律，与生老病死亘古不变的定律背道而驰的。

再从日常生命健康指标中最常见的血压、血脂、血糖的数值来直观分析:从孩子出生之日起,你什么时候发现过这"三个数值"是恒定不变的,它总是随着客观环境,如年龄、食物、运动、情绪,乃至气候、季节等的变化而出现高低的差别,甚至体位的变化都会影响血压的高低,这都是极正常的生理现象。但它总有一个数值的极限,动态的变化是合理的正常的,超过了极限就失调了,尤其是持久的严重失调,那就说明生命平衡被破坏,生命健康已出了问题。由此可见,在生命过程中失调是不可避免的,是生命平衡的应有之义,但失调了机体自我调节机制非常完善,它时刻都处于动态调节之中,它不愧为动态平衡的"大师"。这样看来,机体本身平衡的活力就十分强大,也可说这是机体自愈力强大的重要源泉。因此,千万别为一时失调而惊慌失措,动不动就用药物去干扰,这也是我们容易犯的低级错误!

再从心理层面来看,心理平衡是"三大生态平衡"中最难把握与调控的,也最容易发生心理平衡的失调。因为心理失调完全有别于生理失调,生理失调源于生理器官的功能出现了偏差,多见于物质或生理的变化,且可以从生理指标中检测到,因此调节起来也比较方便。心理失调则大不相同,它源于大脑中枢神经系统的思维方式、思维功能出了故障,既无规律,也无法提前预测。同时,由于人们对事物的认知深度和持有态度的不同,每个人的心态不一,心理承受能力的不同,尤其是个人的欲望不同,就会产生千差万别的心理变化,而且这变化又看不见,摸不着,只有自己"心知肚明",有的会闷在肚里打"小算盘",也有心直口快、肚里放不住东西的,性格不同,表现的形式也大不相同,真是千人千面,居心叵测。鉴于心理活动本身就无定规,它时隐时现,时而狂热,时而平静,而且又容易受到外界和内在的多种因素的影响和制约，如年龄、性别、生理心理状态、环境变化以及受教育程度等，其心理活动的深度与广度也不同，故不同的人，对来自不同情境的"心理应激"力度的反差就大不相同。由此，各自心理失调的程度与所受伤害的状况必然是不同的。

就以心理需求与心理欲望而言，两者就有本质的差别。需求是一种心理需要，是正常的心理现象，是健康的，而且是必需的，则使需求一时不能满足，发生了心理失调，调节起来也比较方便。正如哈佛大学心理学家马斯洛所说："人的心理需要，从低到大体分5个层次：即生理的需要、安全的需要、爱的需要、尊重的需要和事业的需要。"生理的需要是指吃喝拉撒睡，生儿育女，是生物人的必有本能，这是最低层；安全的需要是从生到死，人人都必不可缺的，也属低层次的需要；人是社会的人，应该受到社会方方面面关爱与交往，否则生存会失去意义，生活会丧失情趣；尊重的需要，或者说人活着要有尊严，这是一种较高层次的需要，人与人之间应相互尊重，相互诚信，所以尊老爱幼是一种社会公德，丧失了公德就失去了社会应有的底线。可现实社会就非常势利，许多老人一退休，往往尊重与尊严也被退了休，这实在令人遗憾！最高层次是事业的需要，也是人生最高的心理追求，是人生价值的集中体现，直白地说，人活着就是要为社会增砖添瓦，为社会作出应有的贡献！从严格意义上讲，当今社会所面对的负面消极因素比较多，谁碰上了自然就会不愉快、很反感，甚至会产生愤怒情绪，若是反复刺激多了，想不通了，心理又怎能不失调呢？这可能也是医院人满为患，身心疾病高发的重要原因之一。

然而，欲望与需求却是性质不同的两码事。欲望是一种无法满足的贪婪，它绝不是正常心理的需求，而是犯罪心理的根源。一旦心理需求恶性膨胀了，"欲望"就会越来越难以满足，就像永埋不平的"坑"，会让人变得贪婪，越陷越深。

总之，心理失调说到底是心理不健康的一种反应，是思维方式不健康容易发生的一种心理现象。如果对其认识不足或调节不当，同样可以影响你的心理健康或诱发身心疾病。

至于社会适应失调，虽比不上生理功能失调那么复杂，也比不上心理功能失调那么反应快速，但这种失调也是客观存在不可忽视的。俗话说"一方水土养一方人"，的确一个土生土长适应当地生活的人，到了新环境往往会出现水土不服，这都是屡见不鲜的事。另一种常见的现象是，气候的恶劣变化，特别是夏季的酷暑、冬天的严寒，对婴幼儿和老弱病残者伤害尤为严重，这不只是个简单的社会适应失调的问题，同样会造成不同程度的伤害，所以遇有气候反常，尤其是气候恶劣变化时均应加强防范意识，这方面的教训实在太多了，切不可大意。对于社会压力与社会竞争造成的心理失调更是比比皆是，用不着详细列举了，关键是这方面的因素，又同社会生态的恶化、人际关系的复杂搅和在一起，更让人心里不舒服，也就更易引发心理失调。对此，我们切不可低估。

总之，在人生过程中，对这些客观的、不可避免的生理、心理和社会适应的平衡失调，我们一定要有充分的认识和准备。凡事预则立，不预则废，有准备了，就能主动应对，从容处置，坦然处之，变失调为平衡，变亚健康为健康。反之，若认识不足，处置不当，这一系列的心理失调，若再出现叠加效应或恶性循环，矛盾就会转化甚至恶化，到时候势必会伤害身心健康，甚至会影响事业的成败。

二、机体生理功能的衰老，是平衡失调最重要的生理基础

随着年龄的增长，机体生理功能势必会出现老化，由此引发的生理平衡失调，这是一种必然的发展趋势和生理现象。正确认识这种失调的普遍性、渐进性，提前做好防范工作，对于提高晚年生活质量和延缓衰老进程均有重要意义。

1. 中枢神经系统

大脑皮层脑神经元细胞高达140亿~150亿个，但不能再生，死亡一个就少一个。据生理学家研究发现，脑细胞随年龄增长而递减，30岁后每天要死亡10万个，60岁时大脑皮层细胞减少20%~25%，70岁后出现脑萎缩，其中以控制思考、规划、记忆的额叶和颞叶缩小最快。神经纤维传导速度到50岁后下降10%~30%，神经传导介质到60岁时下降约50%。正因为此缘故，随着年老，记忆力、思维力、计算力、反应力均下降，同时视觉、听觉、触觉、味觉、嗅觉、痛觉能力也降低，特别是神经传递介质的减少，多巴胺和5-羟色胺的减少，老年人容易发生睡眠障碍、忧郁症、帕金森病和老年痴呆等疾病。

2. 消化系统

步入老年后，牙齿脱落，唾液、胃消化液、胆汁分泌量的减少，消化吸收能力的下降，胃肠黏膜修复能力减弱，不仅易便秘，且因有些难消化食物，在肠道停留发酵易引发结肠癌等。

肝脏随年长而血流量减少，肝细胞上皮生长因子蛋白酶活

性降低，故消化、分解、吸收能力以及解毒能力也下降，有的老人胆囊功能减弱而易患胆结石。

胰脏随年长功能下降，特别是70岁后，胰腺酶分泌量减少，不仅影响消化吸收，若饮食不当还易诱发胰腺炎，乃至胰腺癌。

3. 心血管系统

心肌是人体中最勤劳的，要终身不停地工作，若活到80岁，一生跳动高达30亿次之多。可心肌细胞也是不可再生的细胞，因此，心功能随年长而递减明显。据研究，从30岁起心血搏出量每年以1%的速率递减，到70岁时约下降40%，而心重量逐年增加，左心壁增厚，30岁时约重200克，到60岁时增至300克，而心肌细胞分泌的心钠素却逐年减少，35岁左右出现动脉粥样硬化，随年长硬化进一步发展，故40岁后心脑血管发病率明显增多。

骨髓内造血组织随年龄增长而递减，造血干细胞减速更快，10岁以下造血组织占骨髓78%左右，到70岁后造血组织只占骨髓28%左右；红细胞生成素是骨髓生成红细胞所必需的激素，它主要在肝脏和肾脏中产生，随年老红细胞数量和血红蛋白浓度均会下降，血清维生素值也在递减，血小板的结构与功能也发生改变，不但数量相对增多，而且聚集和黏附力增高，故老人心脑血管易形成血栓。

4. 呼吸系统

由于肺有"娇脏"之称，是唯一与外界相通的器官，呼吸系统最易受外界环境污染而伤害。随年长上呼吸道上皮细胞减少，黏膜变薄，腺体萎缩，微血管减少，嗅细胞退化，故嗅觉功能衰退，尤以防卫功能下降；肺泡面积也随年长而递减，30岁时为75平方米左右，到70时下降至60平方米左右；肺活量到70时，约为年轻时的40%，最大换气能力低于60%，最大通气量每年减少约0.55%，而残气量却随年长而递增，若不加强深呼吸锻炼，肺下部的肺泡会因失用而萎缩；随吸氧量减少，血氧含量降低，血氧分压也随年长递减，势必会影响全身细胞供氧不足，尤其是老年人易引起大脑的慢性缺氧。因此，呼吸系统的衰退，往往是老年病多发的"始动环节"。

5. 内分泌系统

内分泌系统与生命健康息息相关，但随着年龄增长，内分泌系统各种激素分泌量也逐年递减，机体抵抗力降低，生命活力减弱，生理平衡失调频率就会明显增加。如脑垂体分泌的生长激素，到了青春期就快速下降，到40岁就只有20岁的5%，50岁时分泌量就很低了；甲状腺分泌量随年长而递减，机体代谢速率也随之下降，新陈代谢功能的下降，势必会增加生理功能的失调；女性雌激素30岁开始下降，更年期下降更快，随即围绝经期（更年期）综合征、心脑血管病多发；男性睾酮在40岁前基本稳定，80岁下降80%；褪黑素同样随年长递减，故老年人睡眠质量普遍较差；胰岛素从30岁起分泌量开始下降，胰岛素受体敏感性降低，故中年后易引发2型糖尿病。

6. 免疫系统

长期以来我们对免疫系统的功能作用认识肤浅，美国华裔科学家、《营养免疫学》的作者陈昭妃博士近年来才揭开了免疫系统的真相。免疫系统牵涉不计其数的细胞、特殊物质和器官间高度纷繁的相互作用，它像机体的一支"警卫部队"，随时处于"战备状态"，将入侵的敌人予以歼灭，其功能之强大是任何药物无法替代与比拟的，它是体内与生俱有的、不会伤害自身细胞的、具有防御外敌和修复细胞双重功能的系统。

该系统由多个免疫器官和免疫细胞组成。骨髓生产各种血细胞，血液中的白细胞都是免疫细胞，它分成两大类，一类是T淋巴细胞；另一类是B淋巴细胞，它产生抗体，如军队的武器、弹药，还负责清除死亡细胞；脾脏也存有大量B淋巴细胞，产生抗体，拼命生产"武器弹药"，抵抗外敌；胸腺作用强大，是免疫细胞的训练营，各个免疫器官生产的免疫细胞都要送到"训练营"来培训，当大批部队训练后，胸腺才慢慢萎缩，但并不代表没有功能了；淋巴系统的淋巴细胞像似"过滤器"，将所有"敌人"集中起来加以消灭，如淋巴肿胀发硬说明正在"打仗"，胜利后就恢复软了；扁桃体也是免疫系统一部分，盲肠也是由免疫细胞充塞而成，负责处理下腹部各种感染。

免疫系统是机体最强大的"警卫"系统，99%的疾病与免疫功能失调有关。癌细胞最怕被免疫细胞消灭。免疫系统是机体获得健康的最重要的"金钥匙"，若免疫系统不工作的话，人只能活24小时，任何药品无法代替、也无法提升免疫系统的功能。

人的健康不可能短时间内得到，同样平衡失调也不会随便就发生，免疫系统起着至关重要作用。陈博士认为，化疗是赌博，成功率只有1%，可经过化疗，免疫系统要历经一年时间才能恢复正常，但如果能给他6个月较丰富的植物营养却可得到恢复。免疫系统功能失调同植物性营养素多寡有关，多吃肉体内会产生激素，不利免疫功能的康复，而且心态的好坏、压力的大小，以及运动、疲劳、休息乃至睡眠好坏等均同免疫系统失调与否息息相关。所以，生命平衡需要精心呵护。

7. 泌尿系统

泌尿系统是人体的"下水道"，是机体最重要的排毒器官，全身血液每小时要经过肾脏20次过滤，血液中的垃圾从小便中排出，从而确保生命健康。但随着年龄增长，肾脏血管硬化，血流量的减少，肾小球数量60岁比40岁约减少50%，肾小球过滤率下降，到75岁时过滤力只有30岁的50%，而且随着肾功能的退化，肾小球吸收功能减弱，60岁时对葡萄糖重吸收能力下降约45%，排泄功能从30岁起每年约下降1%；膀胱功能衰退，无论尿浓缩率还是膀胱容积均下降，到65岁时尿容量只有25岁时的一半，膀胱括约肌松弛，老年人容易尿频、尿急及尿失禁，甚至发生糖尿病、尿毒症。

8. 骨骼系统

骨骼系统是支撑人体的框架，几乎储存全身的矿物质。由99%的钙、88%%的磷，加上少量的铜、锌和其他微量元素组成。钙与磷比例适当，是构成骨骼坚硬牢固的"顶梁柱"，就如混凝土中的"钢筋"；骨胶原蛋白是约占骨骼22%，就如骨骼中的"水泥"。钙体内含量约1 200克，是体内最多的一种无机元素，约占成人体重的2%，其中99%储存在骨骼和牙齿中，1%存于血液和细胞体液中，形成"混合钙池"。骨骼钙与"混合钙池"的钙要保持动态平衡，彼此会相互协调、补充。血钙的调节由甲状旁腺掌管，倘若血钙水平下降，甲状旁腺会分泌一种激素，促使骨钙释放按需补充，这叫"钙搬家"。当体内吸收与排泄相持平衡，即为"钙平衡"。但饮食中的钙含量，远不能满足生理功能钙的需求量，血液中虽只含1%，但缺失了神经介质的传导就会失灵，血液的凝固、肌肉的收缩，甚至心跳都会受到影响，但含钙量多又绝非好事，可见钙生理平衡之重要。由于饮食补充不足，机体调节机制只好从骨钙中补充到血液里，虽每日动用骨钙量微不足道，可持久动用终究会使骨钙亏空。统计学资料表明，成年人每日动用骨钙30~50毫克，大约每年以1%的速度亏损，到50岁时骨钙会减少30%，古稀之年可高达50%，女性还会再高些，这就是老年人易发生骨质疏松和骨折的重原因。因此，在日常生活中，要重视多食用含钙量高的蔬菜与干果。同时随着年龄增长，骨胶原蛋白的合成与代谢发生障碍，破骨细胞与成骨细胞比例失衡，骨小梁丢失增加，骨钙流失加快，骨质疏松发生率必然就会升高。35岁是骨钙含量的高峰，此后骨代谢水平开始下降，骨钙平衡日趋失调，如脊柱40岁后每10年约缩短1厘米，到80岁时男性缩短5厘米左右，女性8厘米左右，这同更年期后女性雌性激素水平降低、骨钙流失加快分不开，故骨质疏松发生率及严重程度女性比男性高。骨钙平衡的失调对老年人生活质影响极其严重，骨折后会危及生命健康。世界卫生组织把每年10月20日定为"世界骨质疏松日"。可见，如何维护骨骼健康这是个世界性的难题，也是老年健康必须重视解决的重要课题。

9.血液循环系统

血液循环系统由心脏、动脉、静脉和微血管组成，血液从心脏压出经动脉输送到各组织器官与细胞，供给营养和氧气，再由静脉回收到心肺进行血氧交换排除废物，就这样，循环往复不断，这是最重要的"生命线"。更确切地说，要把营养送进去，把废料带出来，就要由身体最细小的毛细血管(微循环)来完成的。微循环具有二次调节血液供给的独特功能，是心脏的最远端系统，它要迂回曲折地深入细胞中间，编织成一张最细小的供应"网"，其长度有9.6万千米，占全身血管总长度80%以上，可绕地球两圈半；微血管很"细"，只有头发丝的1/20，最细部分只能允许1~2个红细胞通过；血管壁很"薄"，只有一张纸的1/100，这样才方便血液与组织细胞进行物质交换；其血流速度也很"慢"，只有0.4~1毫米/秒；微循环无处不在，它是身体最忙碌的"装卸工"。更神奇的是，它从不借助心脏的推力来运送血液，是靠自身自主、自律的波动，来传递运送血液，故被喻为"人体的第二心脏"。可见，微循环有多好，身体就有多健康。但是，微循环系统女性至40岁、男性50岁时就会出现功能障碍，这是一个转折点，人们一定要高度警惕，小心呵护。一旦微循环发生了障碍，生命平衡就会发生失调，如果不能及时改善，就会产生疾病。苏联有位著名科学家说过："人的衰老与疾病都源自微循环障碍，不管你信不信，你意识到没有，你要治疗的每一种疾病都与微循环有关，微循环的状况将直接影响治疗的效果和疾病的康复。"可以说，衰老和慢性病都与微循环障碍密不可分。只要解决了微循环的问题，衰老和慢性病的一切问题都能迎刃而解！

　　总之，随着年龄的增长，各种生理器官功能也随之会减弱，由此引发的生理功能紊乱或失调，都是必然的、不可避免的，尽管是渐进的、不可逆转的，我们对此必须保持清醒认识，并采取防范措施。可是现实生活中，那些老而不衰的事例也充分证明衰退的进程是极为缓慢的，平衡失调始终处于稳态的调节过程中，何况生命科学不断发展，人类生命年龄和生命质量也必将会"水涨而船高"。对此，我们应充满信心。

三、心理平衡失调

顾名思义，心理平衡失调是心理不健康引起的，不仅原因众多，且牵涉面广，造成的负面影响及危害也较大。

据世界卫生组织统计，人类有70%~90%的疾病由精神失调引起，而绝大多数可自我控制与调节。由此可见，心因性失调极为普遍，但认知度很低，未引起人们重视，许多人往往深受其害还不知其害，有的甚至讳疾忌医。这种麻木不理智状态，该敲响警钟了！

研究表明，一个人精神上遭受重大打击，会造成心理功能紊乱，以至引发多种心理疾患，乃至寿命缩短；如果高度紧张、忧愁、烦恼或焦虑超过半年以上，就该警惕恶性疾患的发生。哈佛大学精神病学家乔治·维兰特博士，跟踪调查了204名男生，发现情绪稳定的59人，只有1人得了心脏病，情绪长期不稳定的48人，有18人得了重病，或在55岁前死去。可见，良好的心理状态与不良情绪造成的影响是天差地别，一个为健康铺平了"道路"，另一个却为疾病开了"方便之门"，这的确令人深思！

我们每个人，每天都会遇到不愉快的事，多数人可以摆脱不良情绪的刺激；但少数人会长期被负面情绪缠住，若是那样，情绪就会像一匹脱缰的野马到处横冲直撞，搅得你鸡犬不宁。由此，机体的神经系统、内分泌系统和免疫系统的功能都会不同程度发生紊乱，时间一久势必会严重影响心理健康，乃至引发身心疾病。心理学有三句至理名言："情绪是健康的寒暑表，情绪是生命的指挥棒，情绪是癌症的催化剂"，它十分形象地概括了情绪对机体"应激反应"所产生的不良后果。情绪是一种"心魔"，好的时候会让你高兴愉快，坏的时候会让你心烦意乱；情绪也是一面"照妖镜"，心理健康的人会及时警示自己加以防范，而不健康者却会被牵着鼻子走，这样一来麻烦就多了，后果也难以设想。

人的不良情绪总会以某种"形式"反映出来，总该有一个排泄的"渠道"，可说这也是一种强有力的"心理势能"。若这种能量"压阀"不开通，心理平衡必然会失调，如何打开"压阀"，及时适度调节，这也是心理平衡所必须探索解决的难题。

心理平衡失调在临床上的"应激"反应极为普遍，致病风险也很高，这里简要剖析几个典型例子，以便引领人们去反省深思。

如生气，这是老调重弹（"谈"），但又不得不谈。"任何人都会生气，这没有什么难的，但要能适时适所，以适当的对象恰如其分地生气，难上加难。"亚里士多德这句话，道出了情绪管理的要害。同时也说明生气是最常见的失调现象，连小孩也不例外，小孩用哭来表达情感，可破涕一笑就高兴没事了，可真是小孩的脸"一天三变"。很多人都清楚生气对身心健康是有百害而无一利，但要想"大肚能容天下之事"不生气，却没多少人能做得到。人不是生活在真空之中，遇到不平的或冤屈的事，生气也就难免，问题你如何驾驭这匹脱缰的"野马"，恰如其分地予以解脱，以减少对机体的伤害到真是一门学问。正如中医学所说："百病生于气"，"病从气上得，气在病中走。"生气会粗暴影响身体生理功能正常运作，怒发冲冠大脑会一片空白，生命平衡必然失调，乃至不堪重负而崩溃。既然生气对解决问题丝毫无用，相反还会伤害自身健康，那么，对社会上一些不合理的现象，一定要保持清醒的头脑，理智地、客观地加以分析与对待，自然许多不必生的气也就会自动消除了。如果气头上来了，凡事大度些，豁达些，"压阀"一松，气也就通了，用郑板桥的话讲"吃亏是福"，非常辩证，还有啥气好生？若真遇上气事，又何必大动干戈自寻烦恼？任何情绪的波动，随着时间的推移，都会事过境迁，随遇而安，这几乎也是一条规律。如果你还学会心理调节，还可以随时通过宣泄、倾诉、转移及升华等方法来调控自己的"情感压阀"，做到生气不过夜，换位思考一下，睡上一觉，心态自然也就平和了。正如清代大学士阎敬铭的《不气歌》所说："他人气我我不气，我本无心他来气。倘若生气中他计，气下病来无人替。请来医生来治病，反说气病治非易。气之为害大可惧，诚恐因病将命废。我今尝过气中味，不气不气真不气。"

　　再说失眠，这也是心因性平衡失调的最常见现象，是大脑中枢神经"兴奋与抑制"平衡失调的结果。轻度失眠本来就是一件十分平常的事，学生可因学习过度紧张或考试成绩不够理想，思虑过多，压力过大会引起失眠，重者一旦变成神经衰弱，甚至会影响学业；成年人可因失恋或事业受挫，或天灾人祸等意外事件，心理措防不及，平衡失调引发失眠更是屡见不鲜。世界卫生组织调查显示，全球约有29%的人存在睡眠的各种问题；我国居民失眠占20%~30%，老年人群高达40%；据统计40%~50%的车祸和50%工伤事故均和睡眠不足有关；慢性失眠者发生事故的风险率是正常人的4倍多，失眠更是免疫功能下降的重要因素。因此，失眠不仅是平衡失调中最多发、最常见的一种心理疾病，更是关系到健康长寿的"无形杀手"。

睡眠失调本是大脑"兴奋"与"抑制"平衡失调所常见的生理现象。"天平"不可能永远保持平衡，何况大脑中枢神经细胞数以百万亿计，一生要统领全身辛苦操劳，咋能不失调？本来大脑就有"保护性抑制"，提醒你抓紧休息与睡眠，以利于及时恢复平衡。但"主人"仍不理不睬，照样熬夜加班，连铁打的机器都要维修保养，何况脆弱的神经细胞怎能经得起这么折腾？任何事超越了极限必然会遭到惩罚，疲劳过度就是一颗隐性的"定时炸弹"，诸多精英和年轻的企业家猝死就是最好的例证。正如世界卫生组织所说："许多人都是'死于无知'"。事实也的确如此，这绝非只局限于失眠，而是全方位的平衡失调都同"无知"分不开。殊不知，小小的失眠若调节不好同样会后患无穷，长期失眠还会造成"睡眠欠债"；许多人都知道抽烟酗酒是慢性自杀，却不知剥夺睡眠比前者危害更严重。据医学研究表明，每天睡眠7小时左右，对心脑健康最有利，寿命也最长；平均每天睡眠不足4小时，病死率比前者高2倍；平均每天睡眠5小时或少于5小时的成年人，可能损伤血管，加重心脏负担，乃至患心脑血管病的风险上升2.5~3倍；长期失眠不仅会引发忧郁症，而且会使寿命缩短15年之久。可见，提高睡眠质量，对人体健康和生命的平衡是何等的重要。

至于竞争与压力造成的心理失调也是非常多见的一种心理现象，这一点在社会适应平衡中已详细讨论过，在此不再重复。只是这种状况，也是心理失调的多发因素，其中还包括性格的因素，不是有句名言叫"性格决定命运"吗？可见把这些不利因素指出来，并列入心理调节的重点选项，还是必要的。压力等级的不同，情绪反应也不同。中年人受事业、家庭双重压力，很容易产生紧张、焦虑、愤怒，甚至恐惧等不良情绪，这种应激反应若是次数多了、频率高了，一旦超越了极限，势必会对身心健康造成危害，乃至成为暴病猝死的重要诱因，这不得不引起警惕与防范！

四、亚健康是平衡失调的集中体现

亚健康是介于健康与疾病之间的一种状态，既有患病的风险，也有康复的可能，只要阻断不利失调的因素，就完全可以向健康方向转化。有一个形象的说法，叫"非平衡性天平原理"，天平经常处于动态之中，关键在于砝码的重量超过哪一边，是健康的正能量，还是被病邪因素所压倒。可见，亚健康对每个人来说都是平衡失调的具体反应，只有警惕防范方能阻断疾病发生。

医学统计学表明，我国亚健康人群约占70%，被列为国家"十一五"重点支撑的科研项目。有关课题组共调查了1.5万例对象，人群来自全国各个不同地区，男性多于女性，已婚占60.2%，未婚占39.8%，大专以上学历占56.66%，职业分布广，包括专业人士、管理人员、服务人员、学生、工人及农民等。调查结果结合相关研究成果分析，约7成对象不同程度存在持续疲劳状态，其中36%可视为需要引起高度警觉对象。非一过性较严重的慢性疲劳状态以35~55岁人群为多见，这些人群均有潜伏疾病暴发的危险，须令其警觉并采取防范措施。调查发现，虚弱状态占17%，以中老年人占多数，且多伴有疲劳状态；免疫失调状态占21%，且以女性和年轻人居多，其中多数还伴有中轻度疲劳状态；消化不良失调状态约占21%，其中3%属严重消化不良；其余人群大多与心理因素关系十分密切，常常因情绪紧张或其他诱因而引发不健康状态。

研究者认为，今天人们所说的"亚健康"，本质是由神经-内分泌-免疫网络系统作为中介，常以疲劳、虚弱等非特异性症状为主要表现，或兼及循环、消化系统等部分功能偏差，并可累及内分泌代谢与免疫功能某些异常的一类身心失调，它的本质是一类持续的慢性应激状态。简单地说，亚健康是身体状态有警报信号，需要保养维修了。

由此可见，亚健康引发的平衡失调牵涉面广，作为身心失调和慢性应激，其性质不同，表现方式也不同，在临床上常可见到单一性的、多因素诱发的、隐匿性的以及心因性的多因素及多系统的平衡失调，因此，对其认知与调节就应具体情况具体分析，然后才能调节与治疗到位，现只举几个例子。

1. 单一性平衡失调

多见于不健康的生活方式所引发的亚健康或慢性应激。不健康生活方式主要指生活无节律、暴饮暴食、饮食无节、起居无常、劳逸无度、抽烟酗酒、以车代步、懒于运动、加班熬夜、夜生活过度、"空调病""电视病""手机病"及"运动不足病"等，这些不良生活方式短时间内似乎没多大影响，但时间一久，当影响到生理、心理功能发生了紊乱，势必会导致平衡失调而诱发生活方式疾病。

如饮食无常，几乎所有消化道的疾病都与其相关。它不仅妨碍消化腺的正常分泌，造成消化功能紊乱，影响消化道的健康；若是暴饮暴食不仅会诱发急性胰腺炎，甚至可转化为胰腺癌而危及生命安全。

若晚餐长期吃得过多，久而久之营养过剩，脂肪堆积，可诱发"三高"、肥胖、糖尿病及心脑血管病，甚至因高脂、高蛋白食品难于消化，堆积在肠道发酵产生毒素而致结肠癌。

若长期无节制酗酒抽烟，势必会伤及"五脏"，尤其高度白酒，会杀伤肝细胞、脑细胞及精子，造成的后果更严重，可引发酒精肝、痴呆，甚至危及下一代健康；抽烟有百害而一利，是诱发肺癌的元凶。

至于出门有汽车，上楼有电梯，办公"电脑化"，办公场所"空调化"，家务劳动"社会化"，看似受益良多，实则害人不浅，尤其是城市中的白领，更是"电脑病""空调病""运动不足病"的常客。

对于一些退休老人，整天无所事事，电视成了"老伙伴"，无形之中运动少了，朋友圈子小了，骨质疏松却多发了！

更有甚者，玩手机简直成了一道新的"风景线"，到处都是"低头族"，个个忙着看微信、发短信，玩游戏；公交、地铁人人目不转睛盯着手机玩个不停；连亲人聚会也不放过，亲情友情搁在一边，只顾自娱自乐玩得开心；甚至连开车的司机，还时不时地见缝插针玩一会，殊不知，就这样低着头，不知不觉，有多少人患上了颈椎病、眼病甚至心血管病？各种从业人员，也不知有多少人玩手机走神出了事故？更不应该的是，有些无知的、出于无奈的家长，把手机当成了"电子保姆"，只要小孩玩得开心，自己外出打工也就放了心，可是数年之后，有的孩子头颈"发硬"了，眼睛"变瞎"了，到专科医院一检查，小小年纪得了颈椎退行性病变，眼睛有的近视了，有的白内障，更有视网膜脱落的，危害之重不堪设想！高科技是一把"双刃剑"，带来好处无穷，可运用不当也害人匪浅，的确应引以为戒！

2. 隐匿性平衡失调

这种平衡失调看上去无症状，但却悄悄地在发生，看似不严重，但潜伏的危害匪浅。仅以食盐过多引发的生理功能失调为例子。

人不能不吃盐，如果摄食过少，会导致低钠血症，使人全身无力，恶心呕吐，心律失常等。但我国居民普遍问题是摄入过多。据2010年一项调查结果显示，我国城市居民每日食盐摄入量高达13.5克，若再加上隐性盐，如酱油、咸菜、咸蛋、腐乳、点心、饼干、干果及蔬菜中含的钠盐量，那每天摄入量就会超标3倍以上。高盐对机体直接危害是高血压，据统计，我国高血压人数高达1.2亿，除遗传因素外，同高盐摄入密不可分。

当血液中盐分过多时，人体化学感受器便会兴奋，口渴就会多喝水，血液容量会随之加大，心脏搏出血量增多，对血管冲击力加大，血压必会升高；同时盐多了，肾脏分泌的血管紧张素增多，血压也会升高。不仅如此，盐吃多了，还会减少唾液分泌，致使口腔内溶菌酶减少，从而削弱对病毒的抵抗力；高盐还会改变血液渗透压，使得肝肾代谢压力增大，久而久之会损肝肾健康；尤其是多吃腌制的咸菜，亚硝酸盐在胃酸和细菌作用下变成亚硝胺，成为致癌因子，由于胃黏膜不耐盐，这样一来，吃进的酸甜苦辣食物，以致癌因子一起就能长驱直入刺激胃黏膜而引发胃癌；另外，盐摄入过多，必然导致尿排泄量增大，据测算每排泄1克钠，会消耗约26克钙，因此又易导致骨质疏松。由此看来，对隐匿性的平衡失调也不可小觑！

再就是隐性的骨质疏松，整个发展过程同骨钙流失量成正比，也是在不知不觉中发生的，有的甚至把它称之为"看不见的癌"，让你晚年生活十分艰难。骨质疏松都发生在中老年，也是渐进的、不可逆转的，这一点在骨骼平衡失调中已详细讨论过。

至于多因素引发的平衡失调，如"三高"、肥胖、心脑血管病，以及病理性失衡，这都是人生过程中机体平衡失调所不可避免的，我们对此都应认真找准原因区别对待，并采取有效措施加以防范，在此就不再往下深究了。

第六章 平衡管理

平衡管理指的是生命平衡的健康管理（以下统称健康管理）。生命的真谛在于平衡，平衡就健康，平衡就长寿；反之，失衡就会导致亚健康、生病或加快衰老进程，直至死亡。故平衡是生命健康的关键所在。因此，如何加强生命平衡的健康管理，自然就成为养生保健的一项极其重要的要务。

人的一生，生命只有一次，生老病死这一客观规律任何人也不可违背。但人的世界观方法论的不同，认知程度的不同，以及是否采取科学养生与管理，这对健康长寿及生活质量的影响完全是不同的。

正如健商理论的倡导者、国际著名健康专家加拿大华人谢华真教授所说："如果把人的健康比作1，1后面的事业、家庭、荣誉、地位、金钱……都是0，那么，有了健康的1，后面的0越多，人生才越有意义。如果代表健康的1不存在了，后面再多的0也只是一无所有。"这就是著名的天年健康定律——健康等于财富。

很多人没生病不知道健康之重要，往往大病一场才领悟健康最可贵。疾病不单给患者造成重大痛苦，弄不好就人财两空。社会发展后，人们都重视了资产管理，但就重要性而言，健康管理应首当其冲，列在第一位。

健康资源管理宜早不宜迟，等到"透支"才去管，那还有多少资源可管，真到那时可能就晚了。资源都是有限的，通过管理可最大限度发挥其效用。这种管理要对个人或群体的健康状况进行全面的监测、分析及评估，提供健康咨询和指导，对健康的危险因素进行干预。

可是现实生活中，仍有不少科技精英、企业家及文艺工作者，他们都忙于经营本职专业，拼命创业，拼命攀登科技高峰。尽管他们在各个行业中都是出类拔萃的"经营"强手，却疏于健康管理，长期疲劳过度，透支健康，或出于对健康知识的无知，结果就过早地断送了自己的生命。这种用生命换来的教训实在太沉痛了！一旦失去了健康，失去了生命，也就失去了一切！的确，当你拥有健康时，从来不把健康当回事，更不会去珍惜它、管理它；一旦健康大厦倒塌了，就根本无法再重新崛起，此时再去讲健康，不就成了一句空话了吗？人生是一条"单行道"，有去无回，健康是一切成功的先决条件和奋斗的动力，所有这一切都充分说明健康管理的极端重要性。

一、健康管理的由来

健康管理是针对健康的需求，对健康资源使用最优化的一种管理。健康是我们生活中必不可少的唯一资源，并非生活的目的，但资源十分有限，只有通过有效的管理才能得到最大限度的发挥。

这种管理模式，始于20世纪70年代的美国保险业。作为世界上医疗资源最丰富的国家，在医疗费用快速上升无法遏制的背景下，建立起以预防为主的"健康管理"模式，让人人参与健康管理，从而使90%参与管理的人和企业的医疗费用降到原来的10%，而那10%尚未参与者医疗费用仍停留在90%。健康管理不仅使资源配置更加合理，而且发挥了最大效用。不仅如此，更重要的是通过专业指导，把知识和技能传授给个人，从源头上预防和控制危害健康的因素，改变了生活方式，让人们少生病、不生病，从而不断地提高人民的生活质量和健康水平。正如联合国在对人类百年疾病进行总结时指出的："对于疾病应该以预防为主，这是一项投入少、产出多的工作。"

世界上许多国家，参照美国的经验，正在进行有效的健康管理。在过去的30年中，西方国家通过有效的健康管理，使因生活方式不当导致的疾病发生率下降了50%，人均寿命延长了10岁；日本则通过健康管理走上了长寿之国的道路。

尽管我国早在2000多年前的《黄帝内经》就有记载："圣人不治已病治未病，不治已乱治未乱。"名医华佗也提出"上医治未病，中医治欲病，下医治已病"的预防为主医疗思想，但作为一种"健康管理"的模式和理念，还是最近几年才开始试点和推行。

最早试点的是北京西城区丰盛医院宏汇园社区。他们于2005年5月，在该区劳动保障局和卫生局指导下，开展了"知己健康管理"的试点工作。这是一个由国家医学教育发展中心推出的一项针对慢性病患者的健康管理项目，管理期为1年，其中强化期3个月，巩固期9个月。参加此项目的62位高血压、糖尿病患者，在专业医生的指导下，通过改变饮食习惯和运动方法，经过短短的3个月强化管理后，病情得到有效控制和改善，体重明显下降，精神和身体状态感觉良好，一部分患者服药量也减少了。用该医院院长陈福林的话说："实际情况让我有两个想不到：一是百姓对此工作十分感兴趣，他们把健康管理称为政府给百姓的实惠，因为他们的健康状况有了明显的好转；二是'知己健康管理'产生了光环作用，每一个被管理者都起到了很好的示范作用和宣传作用，很多没参加试点的人，自发组织起来，开始自己管理每天的饮食和运动。"正如专家指出："就目前而言，增加医疗投入与医疗保险，只是'治标不治本'，提高全民健康素质才是根本出路。"试点的成功，展现了一条希望之路。

据国外研究表明，高超的医疗技术可减少10%的过早死亡，而健康生活方式可以"不用钱"就减少70%的过早死亡，也就是说，大多数人可以通过自我健康管理获得健康长寿。据美国医疗统计，人群中最不健康的1%和患慢性病的19%，用去的医疗费用占70%；而70%健康的人只使用了费用的10%。现代社会，人们处于高竞争、高压力、高环境污染之下，每个人几乎都存在疾病侵袭之风险，均有可能成为不健康的人，医疗费用将不堪重负，看病难、看病贵是个不争的事实。据我国2001年全国卫生资源消耗统计，共用去人民币6 140亿元，因病、因残、因过早死亡损失损人民币7 800亿元，两项合计13 940亿元，占国内生产总值（GDP）的14.6%，超过了长江三峡15年投资总额（2 000亿元）和历时50年南水北调工程的投资总和(5 000亿元)，这是一个多么触目惊心的天文数字呀！讲起来老百姓都没法相信，可这是事实。正如世界卫生组织指出："一个国家GDP的组成中，10%来自健康人群，健康就是GDP，这绝非空口无凭。"另据研究表明，投资健康花1元钱进行预防，可节省医疗费用8.59元。临床显示，1元钱的预防可节省抢救费用近百元。可大多数人因不明其中的道理，仍然习惯于病了才去治，一辈子的辛苦钱，一住上医院就被掏空了，有不少仍是人财两空。中国人有个坏习惯，平常日子省吃俭用，可到了临死之前几十天，倾家荡产也心甘情愿！这是什么理念？特别该指明的是，当今社会竞争与压力大，各种急性或不良疾病已成为危害健康的主要杀手，而且对中老年人来说，慢性退行性疾病多发是一种常见的现象。殊不知，一分预防远胜过十二分治疗，尽早进行健康管理，实在是迫在眉睫、势在必行。

二、健康管理是新世纪赋予人类健康的一种最有效的管理模式

21世纪应该是科学管理健康的世纪。

随着社会与科学的发展进步，人类对健康和疾病的认识不断地深化，回顾人类文明史，医学大体经历了以下4种模式。

（1）5000多年前的"神道医学"模式。

（2）2500年前的"经验医学"模式。

（3）350年前的"生物医学"模式。这一模式让人类首次主动控制传染病和营养不良，成为代表现代医学的主流。

（4）30多年前西方医学家，又提出了崭新的生物-心理-环境-社会的大健康观念与模式，健康管理也应随之运而生。

医学模式的演变与发展，是科技发展进步的必然，是人类对健康与疾病认识水平不断飞跃的结果。任何事物都有一个度，就理性的生物医学模式而言，在其成为当代医学的主流后，又被非理性化绝对了。从细菌学、营养学等微观世界找到许多病因之后，又主观认为所有疾病都由细菌、病毒和营养因素引起，而忽略了心理、社会的因素。当然，随着社会科学的发展，医学家们才清醒地认识到，单一的生物医学模式已无法解释和

解决许多慢病的防治问题，才有今天新的医学和健康管理的大模式。

的确，时代的进步给疾病的防治和健康管理提出了许多新问题：如生活富裕了，"富贵病"大幅上升了；工业化程度高了，环境污染也跟着严重了；竞争激烈了，心理压力大了，身心疾病就增多了；随着医学水平不断提高，各种错综复杂因素的混合，疾病的变化也越来越复杂多样，医生面对现实也似乎越来越无奈，医患矛盾较以往解决起来也困难得多，必然对人类的健康危险系数也大得多。在此情况下，我们绝不能再把工作的重心放在20%不健康的患者上，应该转向全社会100%人群的健康大管理的模式上，这是社会进步发展的必然趋势，医学科学自然也绝不能落后与例外。

由此看来，40年的改革开放虽然成就了我国经济的腾飞，但同时也带来了西方国家60年前所面临的慢病的蔓延。改革开放使我国经济获得"后发优势"，只用30年的时间去完成发达国家300年走过的路，如果我们能打破落后的医疗管理模式的束缚，加强健康管理，就有机会在医疗领域同样可获得"后发优势"，全面提高全民健康素质，保障我国发展的可持续性。因此，全面推行大健康管理模式，既是解决当前"看病难、看病贵"的当务之急，更是21世纪个人健康管理的关键所在。

三、健康管理的目的

健康管理的目的绝不只是为了降低医疗费用，而是要提高参与者自我管理的自觉性，从源头上控制和减少疾病的发生，从根本上提高国民的健康素质。

科学已证明，人的衰老过程就是人体组织被氧化的过程，或者说这种"氧化应激"，是氧自由基侵袭导致细胞损伤或死亡的过程，这可说是人体老化和疾病发生的总根源。而且到目前为止，医学也未曾发现有什么办法可拯救。唯一的出路是加强健康管理，转变健康理念，从源头上改变不健康的生态环境和生活方式，预防和控制危害健康的不利因素，充分发挥机体自身的自愈能力，维护生命平衡，从根本上提高国民的整体健康素质。同时，我们还应清醒地认识疾病发生的过程，是一个长期的演变发展变化的过程，其间的各个阶段病症虽无截然的界限，但在明确诊断之前，如果健康管理时能及早地监测、评估、分析个体的健康状况，及时有针对性地进行干预，提高免疫力，进而阻断、延缓甚至逆转疾病的发生与发展是完全可能的、有希望的，这可说就是健康管理的科学依据，或者说就是健康管理的目的。所以在新时代的当今，我们彻底抛弃旧模式、旧观念，建立起以预防为中心的生命平衡的新健康观和大健康的管理模式，人民大众的健康水平就一定能提到新的高度。正如我国著名健康管理专家黄建始教授所说："从某种意义上说，健康并不是单纯预防疾病，健康也不仅仅是没有病，健康是预防太快的衰老过程。现在没有病，并不等于你身体内衰老的过程减慢了。真正的健康是减缓衰老的过程，这在相当大的程度上要靠你自己的实力。"他还说："打理健康，不仅仅可以帮助防范疾病，延缓衰老，而且是世界上回报率最高的投资项目。"而且他发现，引起美国人早逝的原因50%与个人的不健康行为和生活方式有关。他引用一项研究成果证实，自我不注意健康的人，通常在不应该去世的年龄去世的机会要比常人大得多。由此可见，健康管理是何等的重要！

四、健康管理可以从健康的基础——改变不健康的
生活方式抓起

生活方式与个人的健康息息相关。世界卫生组织在分析影响健康的因素时，生活方式因素占60%。可见健康因素中占主导作用的是个人生活方式。从某种意义上讲，改变不健康的生活方式，就是改变个人的生态环境。

研究发现，健康的生活方式是人们追求健康必须遵循的准则。即使过去的生活方式不健康，一旦改变后所带来的好处也是显而易见的。健康生活方式绝不可能被药或其他任何形式所替代，改变生活方式永远不会晚，即使到中老年开始，都能让你受益匪浅。

生活方式的管理是健康管理的基础，生活方式的改变可以减少和阻断许多慢性病的发生，或者推迟发生时间，乃至延缓衰老进程。医疗统计证实，对于中老年常见的慢性退行性疾病的发病率可降低70%~80%。

就当今城市居民生活而言，主要矛盾集中在以下三方面：即营养过剩，运动过少，"进出口"收支不平衡，这是其一；竞争激烈，压力过大，"弦"绷得太紧，容易发生心理故障，这是其二；三是缺乏自我管理意识，或出于无知，对"健康透支"视而不见，不当回事；一旦病重了，又措手不及，后果不良。生活方式的疾病往往是，多种因素叠加在一起，堆积到一定程度，过了"临界点"就会发生"沙堆效应"，猝不及防，危害极大。如何针对这些致病的特点，建立起健康的生活方式，自然是至关重要的。

尽管选择什么样的生活方式，纯属个人的自由，但通过健康教育，认清道理，相信一定会做出正确选择；可是要真正落实行动，改变不良陋习绝非易事；只有彻底改变健康观念，思想高度重视了，才能把健康生活方式变成自觉行动，只有持之以恒坚持到底，健康生活方式一定会让你受益匪浅。

据"知己健康管理"的经验，健康生活方式重点在于"吃与动"两平衡上。他们针对每个人的具体情况，按照"能量监测仪"所测数据，传输到计算机自动生成"运动量对应曲线图"，指导医生根据曲线，指导你什么时候吃什么，吃多少？什么时该做什么运动，消耗能量多少？参与者可直观地看到成果。这种个性化和量化的管理，让人"一看就懂，一做就会"，既有兴趣，又能坚持，真正学会"能量平衡"的生活方式，有力地调动了参与者的积极性。总之，中老年人在日常生活中，要坚持总量控制，样样都吃点，每样少吃点，早晨要吃好，中午可吃饱，晚餐要吃少，大体吃上七、八分饱；运动应讲究姿势与速度，每天步行5 000~10 000步，实际要根据年龄、体质视情而定。这样做，大体可达到吃、动两平衡。

当然，生活方式除吃动之外，还包括戒烟、少酒、良好心态，所以有的专家概括为15个字，叫"心态好、管好嘴、动好腿、不抽烟、少喝酒"。至于不良生活陋习必须坚决克服，如生活无规律，加班熬夜，夜生活过度，长期紧张，过度劳累，不讲卫生，乃至斗殴打架，不遵守交通规则，而赌博、嫖娼、吸毒那是犯罪行为，不属生活方式之列，但凡属不健康的思想与行为均应清除，以净化心灵、纯洁生态，统统纳入大健康模式的管理之中，天长日久，势必会结出丰硕成果。

五、健康管理最重要的一条，要管好自己的情绪

情绪是人的心态的表象，管好情绪的实质就是管好自己的"心态"。中医学认为，"心"为一身之主宰，万事之根本。只要心态好了，心理平衡了，什么病也就不找你麻烦了。反之，"心动，五脏皆摇"，不良情绪顺势而生，疾病就会找上门来。所以，中医学强调养生要先养"心"，这是几千年来的经验结晶。

当然，人生不可能一帆风顺，心态也不可能一生平静，每个人遇到不愉快的事，都会有不同情绪反应，这几乎是常态。问题在于你怎么认识和管理？俗话说："脾气人人有，拿出来是本能，控制好是本事。"人的健康是根本，通常脾气不好的人，往往身体也不会好。医学早已证明，负面情绪一发作，就会消耗健康的资源，浪费身体的气血，所以中医学把生气看作百病之源。生气源于内心情绪的外露，任何人都帮不上忙，有的人把气闷在心里，这种人更会横逆气滞受伤更大。所以管好情绪，不单是要及时排除负面情绪的干扰，更重要在于修心养性，"心底无私天地宽""宰相肚里好撑船"，连生气的念头都没了，自然心境宁静，情绪稳定，心态就好了。正如美国社会心理学家费斯汀格的著名法则所说："生活中的10%是由发生在你身上的事情组成，而另外90%则是由你对发生的事情如何反应所决定。"可见，我们的情绪状态，不是由事物本身引起的，而是取决于对事物的认知与态度。所以，管理健康要重在管理情绪，管理情绪要重在提高认知能力，特别要重视自身的修养。

历史经验是如此，现代科学也证明了这一点。净空法师在为美国修·蓝博士《回归自性疗法》一书所作的序言中说："此

疗法之根本理念，即万物源于自心，肯定自他不二，所有问题都在自己身上，与别人不相干。外面一切人和事皆无问题，问题全源于自己心念。念头不清净，则外面环境便不清净。"正如佛经所言："制心一处，无事不办。"身体是物质，物质从何而来？物质由念而生。念头一动，宇宙便出现，人体就相当于一个小宇宙，拥有强大潜能，而打开这宝藏潜能的"钥匙"就是发自内心的"信念"。当你有坚强的信念不被情绪牵动，一切都将无可限量！可以说，你的心念有多大，你的宇宙力就有多大。当你认为自己不行时，就真不行了；你觉得自己病倒了，就真的起不来。看似很荒诞，但却很现实。很多人生病后，并非死于疾病本身，而是死于对疾病的恐惧与担忧，病来如山倒，"仗"还未打，"心理防线"已全线崩溃了，这不就是自己找死吗？从某种意义上讲，负面情绪就是个"魔鬼"，你若成了它的"奴隶"，那还有什么出路！

物理学家也发现，物质为念头所生，一切法以心想生，若念头好，身心则健康。其实，身体一切毛病皆源于邪思、邪念。若人有邪思、有恶念，则损人三分，伤己七分。反之，帮人即帮己，成就别人即成就自己，这不就助人为乐、爱之慈悲、万福之源了吗！

总之，情绪是生命的指挥棒，在一切对人体不利影响的因素中，最能使人短命夭亡的就是不良情绪；长期的情绪低落、忧郁、悲伤、恐惧及愤怒，均会加快人的衰老，甚至会诱发癌症；而情绪稳定，心情舒畅，心境宁静，心理平和，不仅能提高免疫功能，而且会让生命充满活力。正如有的学者所说："好心态是自疗心病的'灵丹妙药'，笑对人生，关键是要快乐过好每一天；能否活在当下，就取决于能否寻找快乐，知足常乐，自得其乐；你认为自己是最快乐的人、最幸福的人，那就是最健康的人，这一切全在你的心中，全在你的选择！"所以，健康管理头等重要一条，就是要管好自己的情绪，做情绪的主人。

六、健康管理要处理好以下六个关系

1. 心态与生态的关系

用一句话来概括，就是"心态"决定"生态"。心态是指人的心理状态，生态即是身体的生理状态；一个人的生理状态或叫健康状态，常常受心态的好坏所左右。作为大脑中枢神经主宰生命活动的人，其心理状态和心智的作用至关重要。为什么有的人老而不衰健康长寿，有的人却未老就先衰？尽管原因很多、很复杂，但关键在于"心态"。人活在世界上，开心与不开心，往往是心态问题；事情往往都有两面性，如果总是只看到坏的一面，就会变得消极悲观，生活充满负能量，继而开始否定自我，活得很累，很艰难。相反，若有一个好心态，遇事都往好处想，生活就会张弛有度，轻松愉快，心情愉悦，知足常乐。这就是弊导思维与利导思维的区别，是思维方式起的作用。美国研究人员曾对700名百岁老人进行了3年跟踪调查，结果发现长寿的人共性只有一个，就是人人都有一个好心态，它几乎与饮食、习惯与方法无关紧要，拥有好心态，这是长寿的秘诀！

心理学认为，所谓"人老"通常指的是生理年龄，并不含心理年龄。有不少老人"人老心不老"，心理年龄还相当年轻，精神抖擞，心情开朗，心态很好，这可说是百岁老人的心理特点。相反，有的人年龄不大，行动起来却"老态龙钟"，未老先衰，其心理年龄远超过生理年龄。其实，这就是心态不良的反应，是属于心因性衰老的表现。

现实生活中，有些本来身体很健康的人，一旦步入退休行列，不到一年半载，就判若两人，不但健康状态每况愈下，而且还出现了诸多的疾病，临床称之为"离退休综合征"。还有的人，因遭遇挫折，甚至犯了罪，心理崩溃了，其衰老速度变化之快，更令人无法想象。为什么会发生如此剧变？说到底就是负面情绪作的"乱"，寝食不安，心境混乱，势必生理功能也被搅乱，这又咋不催人衰老呢？当然，挫折与犯罪是两种性质不同的心理紊乱，事实上应激伤害也是两种不同的结局。另外，有些刚步入退休生活的老人，因一时适应不了生活节律变化，也会引起生态的失调，但只要心态一转变，调节起来很方便；而有些从领导岗位下来的，调节过程会长些，过去在"台上"受人尊重和尊敬，门庭若市，人来人往，心情极佳；退休之后无所事事，空虚清闲，已带来不少无形的"压力"，若再遇上势利小人，冷眼相看，更会令其无事生非，气愤不平！如果失落的心态不及时疏导，势必会影响机体生态的失衡，乃至催人衰老或丛生疾病。

至于疾病与心态的关系多次已讲到过，可以说疾病的发生、发展与转化，几乎时刻受心态的影响。可见，心态对生态的影响非同小可，一定要引起高度重视。

2. 小病与大病的关系

两者之间的关系，可看作是局部与整体的关系。病的确有大小之分、急（性）慢（性）之别，还有良（性）恶（性）不同。通常，人们往往只重视大病而忽视小毛病，甚至对小毛病视而不见，不当回事。其实，任何疾病都有一个从量变到质变的发展演变过程，生命机体本是一个完整的有机体，各部位、各器官都是整体的一部分，局部与整体是不可分割的，虽然某些小病看起来并不起眼，可生命细胞是相互依存、相互影响的，许多小病或慢病三拖二拖，不知何时却变成了大病或急病，俗话说："小洞不补，大洞吃苦"，病也如此。

事实上，临床上许多大病、恶病往往都是不起眼的小病、慢病转化而来的。像感冒、发热、头痛、脑热，一旦内外条件具备，就可演变成上呼吸道感染，乃至发展转化成肺炎，直至肺癌。再如，眼干、牙周炎、湿疹是一些不值一提的小毛病，可就这些小毛病，像眼干却是萎缩性胃炎乃至胃癌的诱发因子。因为黏蛋白由人体黏膜分泌，具有黏膜的防御功能，眼睛是人体中最敏感的器官，当体内缺乏黏蛋白时，眼睛就会出现干涩症状，如不及时治疗，必会影响到胃黏膜的防御功能，一旦病原体入侵，就会导致萎缩性胃炎发生，重则发展成胃癌。再如，湿疹一再发作，就会诱发哮喘，因湿疹会分泌一种叫胸腺基质淋巴生成素的信号分子，会引起人体强烈的免疫反应，这种信号分子一旦进入血液循环，到达肺部就会产生应激反应，发展成哮喘病。

慢病听起来似乎是不急，也不严重，其实它是夺走中老年健康的元凶。资料显示，我国慢病患者数高达2.6亿，占老年总数的70%以上，占死亡人数85%，心脏病、脑血管病、糖尿病及癌症列死因前4位，45%的慢病患者死于70岁之前，致残、致死率高，成为家庭致贫的重要原因。慢病与微循环障碍密切相关，病证发展缓慢，但实际内在伤害严重，如血管堵塞75%还无感觉，到80%病情就十分严重了。所以，慢病的危害绝不是"慢",也不是"轻",其造成的危重后果却会让患者及家庭承受不了。而且对中老年人来说,一旦有了慢病,他所形成的多系统的损伤,会使全身的各项功能急剧下降导致机体快速走向衰老。所以,对慢病的防治切不可掉以轻心。

还有一个习以为常的"小事"——口渴,可能连"小毛病"都称不上。在平常日子,人们从来没把口渴当一回事,可是世界上最著名的水科学家巴特曼博士,却把会不会喝水提到会不会防病与治病的高度。他说,现代人包括大多数医生,不明白水在人体中的作用有多么重要。药物可以缓解病情,却治不好人体的衰老性疾病。许多疾病的病因仅仅是身体缺水。身体缺水造成了水代谢功能紊乱,生理紊乱最终又导致了许多疾病的产生。他从医几十年,经常碰到这种情况,明明是身体缺水发出的信号,急需补充水分,但人们却用化学药品来对付,更不幸的是这个错误还会继续,身体的病况逐渐发展得越来越复杂,用药越来越多,直到患者死了,谁都说不清他究竟是病死的,还是渴死的。

他说,水能解决多种健康问题。在现代医学发展史上,治疗人体功能退化性疾病的第一个重大发现就是水的使用。这是一种简单而天然的治疗方法。简而言之,防止脱水,就是预防疾病!他进一步解释说,一般情况下,进入成年后,渴的感觉会逐渐衰退,我们身体内的水分会越来越少。随着年龄的增长,体内细胞的含水量会逐渐减少,细胞内的水量与细胞外含水量之比从 $1:1$ 减少至 $0.8:1$,也就是说进入老龄后,每 10 年身体内丧失 3 升以上的水。这是一个巨大的变化。我们饮水为了满足细胞功能的需求,饮水量减少会影响细胞的活力。人们常常是口渴时才去喝水。当干渴管理机制发生作用时,人体仅存的水分将得不到调配，需要使用时会使人体的整体运行机制发生改变，即开始生病。

水的角色也像人体清道夫，参与新陈代谢和排泄废物。水喝得不足，身体的代谢作用会迟缓不顺畅，废物累积在体内会导致便秘、结石等疾患。如果依赖口渴的感觉去判断喝水，就会引起长时间脱水，以致造成难以预想的后果！他最后警告说："等待口渴，意味着忍受疼痛。口渴竟意味着忍痛和提前死亡！所以，我们每一个人在生活中都要养成日常按时喝水的好习惯。"

还有一个心理压力的问题。长期以来人们也很少把心理压力当回事，总以为压力大了，"应激"剧烈，会造成心理平衡失调，可万万没想到压力会从基因高度成为加快衰老的重要因素，压力越大，老得越快。这一科学结论，现已被美国密歇根大学神经学家塞里吉·塞恩教授的研究所证实。他发现压力与基因衰老速度相关联，压力越大，工作时间越长，不仅会导致过度疲劳，更主要是人体染色体端粒缩短速度会加快，也是人体加快衰老的重要因素。其实，中国古人早已讲过，"愁一愁，白了头"，伍子胥过关一夜白了头，往往是从表面眼见为凭，可是从未从基因高度分析检测过。因此，我们切不可对压力再掉以轻心，小与大的界限绝非凭空想象，是要以科学为准则来判断才准确。

总之，类似各种不同的"小毛病"，以及日常生活中遇到的"小问题"，且不可任凭主观臆断来区分"大小"；同样，对慢性病也绝不能以表面的"轻重"来下结论，都应一视同仁，防微杜渐，作为一种"警报信号"，及时诊断，及时治疗，分清病情，区别对待，切不可小觑或放任自流，否则一旦演变成了大病或恶病，伤害就大了！这方面的教训不少，当引以为戒，这是上策！

3.治疗与康复的关系

治病是救急，是快速阻断病情的发展，或是从死神中抢救出来，但病不可能马上都治好，各种功能更难以短时间内恢复，所以治病某程度也可说是"治标"。康复则不同，它需要一个较长的调养恢复过程，是属于功能修复，有的甚至需要重新训练、重新锻炼、重新适应，方能逐渐康复还原健康状态，这过程也叫"治本"的过程。

尽管两者有同工异曲之妙，但其性质与程度却有本质区别，或者说这一过程，正如中医学所说的"三分治疗，七分调养"的过程。尤其是大病、重病，康复治疗尤为重要，只有让机体慢慢提高抵抗力，才能逐渐得以康复。

但是，长期以来人们往往重治疗轻康复，康复理念始终较淡薄，一得了病，想一口气就治好。因此，对未能彻底治好就出院有诸多怨言。患者急于治好病的心情是可以理解的，但康复医学也是医学进步的反映，是治疗不可欠缺的重要组成部分，必须正确认识与对待。

事实上，疾病对患者造成的伤害，绝非简单的心理和肉体的痛苦，也不只限于功能的紊乱，而机体组织和功能损伤就占有很大的比例。无论是心理创伤，还是机体各种生理功能的损伤，不管是肢体的运动功能，还是脏腑的各种功能，乃至语言、吞咽功能等的康复，都需要一个相当长的时间去锻炼、修复才能日渐复原，尤其是神经细胞的修复更是难上加难。神经细胞死了不能再复活，但神经通路经过长时期的锻炼，神经网络的分支还可以再连通，这就需要更长、更耐心的修复时间，但只要有一线希望，就要100%的努力。这一点我自已就深有体会。

我70岁那年，左侧中耳带状疱疹急性发作，来势凶猛，病毒侵袭左脑半球，大脑12对神经7对遭受严重伤害，左半球几乎瘫痪，当天左耳聋了，站立不稳，路不能走，医院检查前庭功能丧失，经过10次住院治疗，仍然头晕，平衡不好，不能走路。医生说这种后遗症无法康复，后半辈子可能要坐轮椅。可我不信邪，出院后先住进敬老院，待稍能站稳后，就回家乡继续康复治疗，不仅天天练走路，还坚持14年对症下药，锻炼治疗从不间断，现在走路基本正常了，平衡能力也强多了，整体健康状况还挺好，都说"十年磨一剑"，我却14年才走稳路，能走了生活质量就不一样了，这就是康复的胜利，是毅力与坚持的胜利！我的左脑神经遭破坏，因病得福右脑优势开发了，思维不但没减退，反而更成熟，逻辑力更强，这本《生命重在平衡》的书，就是在康复过程中写成的，头几年我把它当作转移注意力、减少病痛的"良药"，后来把写作思维作为防止脑功能衰退的重要方法之一。在与病魔长期的斗争中，我是不获全胜决不收兵，抱着必胜的信念、顽强的斗志，百折不挠坚持到底，才得到这样好的康复！

再如关节置换手术，手术是成功了，但不意味着病就治好了，手术除清理病灶外，必然还会伤及周围的肌腱、韧带和其他组织，整个关节功能的康复不可能短时间内可解决，它要靠组织创伤的修复，人工关节与肌腱韧带的磨合，运动功能的训练与康复，整个调理、康复过程一步都不能缺少，急于求成，只能适得其反，欲速而不达。

总之，康复医学也是一门新兴医学，我们不仅要提高认识，在康复实践中不断提高，让康复医学造福更多人群。

4. 内因与外因的关系

在人生过程中，无论从健康演变成疾病，还是从疾病恢复到健康，都离不开内因（抵抗力和自愈力）与外因（致病因素）这两个主要因素或叫主要矛盾的相互较量与转化，只是在不同年龄阶段，力量的对比会发生不同的变化。因此，疾病发生与发展也出现不同的状态。

就疾病而言，广义地讲都是生命平衡的失调引起的，只是情况不同，具体病态也不同。如，"感染"是病原体的数量与毒素同机体抵抗力之间较量失败才引发；"外伤"是外在物理机械的力量与机体内在的承受力之间较量失衡才发生；"衰老"是新陈代谢水平下降，衰老细胞速度超过新生速度，是机体各生命器官功能衰退的必然结果。所有这一切，都充分表明机体内因起着决定性作用。尽管机体自身有一套完整的自我防御、自我修复和自我平衡的机制，使生命活动经常处于动态平衡的状态，但一旦超越了自我调节的极限，平衡就会发生失调，疾病就会乘虚而入，衰老速度也必然会因体弱而加快。

毛泽东在《矛盾论》中明确指出："外因是变化的条件，内因是变化的根据，外因要通过内因起作用。"同时又指出："外因在一定的条件下也可起决定性的作用，……只要抓住主要矛盾，一切矛盾都可迎刃而解。"社会矛盾的发生、发展和转化是如此，健康与疾病的演变也不例外。像年轻时，生命力强大，外在因素很难动摇健康的大厦；可是步入中老年后，往往新陈代谢水平降低了，代谢的废物和内毒素增加了，免疫功能下降了。因此，各种退行性慢性疾病就纷纷出来作乱了。一般女性

40岁、男性50岁是内外因和力量对比处于转折的阶段，年轻时人找病，此时病就找人了，故中年期是"重振根基"加强保健的重要时期；到了老年，随着生理功能衰退，免疫力下降，生命衰老进程会随健康水平降低而加快，疾病也会接踵而来，故老年期是防病抗衰的关键时期。这都是内外因相互转化的结果，就矛盾的普遍性而言，其决定因素仍是内因。

就特殊性而言，因个体差异极大，情况就大不一样：有的健康超百岁，有的未老先衰，有的突发意外就死了，毫不例外这是内外矛盾转化的结果。而决定因素仍是内因，具体原因要具体分析，每个死亡者肯定都有其因果关系，故不能以偏概全，用个别事例去肯定一切或否定一切。

自然，当重病抢救时，救急就是救命，此时外因将起决定性的作用。但是救急的效果如何，仍须通过患者的内因起作用，同样的药，有的患者胜如"灵丹妙药"，有的却毫无起色。最典型的例子像"抗癌明星"，不怕死就不会死，他们超级乐观，充分调动了全身"免疫部队"顽强围歼入侵之"敌"，死里逃生取得了最后胜利；相反，那些一听得了癌症，就自己宣判了"死刑"，再好的医生也无药可救，很快就命归黄泉了！无论从何种角度去分析，内因都是起决定作用的，任何妙药都要通过大脑中枢指挥协调，才能发生最大的心理效应，信就灵，不信就不灵，道理就在于此。正因为这样，现代医学鼻祖苏格拉底在2000多年前就指出："患者自己是最好的医生，医生仅起帮助作用。"所以，在任何时候都应清醒地把握和处理好内外因的关系，切勿颠倒了，这是健康管理和养生保健必须遵循的准则。

5. 食疗与药疗的关系

排毒有利身体健康是个老话题，只是有的说养生，有的说养颜，尽管仁者见仁，智者见智，说法不一，但排毒作为新陈代谢一种渠道，应当是行之有效的。

中医学认为，"毒为百病之源"，凡对人体健康有害的物质可统称为"毒"。"毒"可分内毒和外毒，无论是体内代谢的废物，还是外来的污染空气、水、食物，一旦进了体内，如不及时排出，均会对健康造成危害。因此，及时排毒自然有利于身体健康。

通常来讲，只要机体健康，各种不同的有毒、有害物质一般都可以通过粪便、尿液、汗水排出体外；人体中的肝脏就是一个"小化工厂"，有分解和解毒的功能，一些有害物质经肝脏各种酶的分解、化合、中和，再经肠道有益菌的作用，大量的废气、废物和毒素可从粪便中排出；肾脏是体内最重要的排毒器官，肾小球每时每刻不停地过滤，把血中的废物和有毒有害物质从小便中排出；皮肤上的汗腺和皮脂腺，也是人体中体积最大的排毒口，同样可以通过出汗把体内多余的热量及毒素排出体外，从而确保机体新陈代谢的正常运转。

但是，生命机体不可能永久不衰，代谢也不可能始终旺盛。随着年龄的增长，各种生理功能的衰退，新陈代谢的废物及有毒、有害的物质会逐年递增，而代谢速率却降低，体内毒素不能及时排出，免疫功能下降，势必会引起衰老的加快或疾病的发生。尤其是当今环境污染严重，农药、化肥、激素、杀虫剂、催熟剂等的滥用，各种粮食、蔬菜、水果都遭受污染，随着病虫害耐药性增强，农药使用量不断增加，累积的结果是毒素也越来越多；不法商贩在贩卖途中又滥用防腐剂、保鲜剂，毒素又会添加一成。农药、化肥、激素等对土地资源的破坏，尤其是对地下水的污染，尽管国家已明令禁用，可是市场"利益"高于一切的交易链，谁又能割得断？更让人进退两难的是，明知这些食品不安全，可又不能不吃，明知农药对人体伤害，尤其是对老人、小孩伤害更严重，可照样无法杜绝。这些年来"三高"、糖尿病及癌症都已成了常见病，更触目惊心的是儿童患性早熟不断增多，连糖尿病、高血压，甚至心血管病都会在小孩身上发病，简直令人无法想象。现代医学研究表明，人体接触有毒有害物质可高达8 000多种，其中从呼吸排泄的有毒物质达149种，尿液中排出的有毒物质达271种，肠道排出的有毒物质比比皆是。在此情境之下，排毒就显得格外的重要。

当然，大环境生态污染已到了防不胜防的境地，任何人都无能为力，但作为个人来说，可以从提高防范意识着手，如购买饮水机、空气净化器等防护用品，或者食用前注重清洗，平时多喝水，有针对性地服用一些润肠通便、防止血管堵塞的药品，以确保体内排毒"三通"，即血液通、小便通和大便通；城市退休老年人，有条件者还可到深山老林去避暑或养老，吸收新鲜空气，吃原生态食物。总之，重在预防，力争少受害，最好不受害，这也是健康管理中现实问题较多，但又必须高度重视、防范和解决的一对矛盾。

6.养生保健与防病抗衰的关系

中医学十分重视养生之道，并积累了极其丰富的经验，但人们总以为养生保健是老年人的"专利"，其实这是一个很大的误区。

科学早已证实，养生应贯穿于生命的始终。严格意义上讲，生命从出生之日起，就渐渐走向衰老与死亡，生命的过程就是细胞新陈代谢由盛到衰，直至停止消亡的过程。只是不同的生理阶段，细胞代谢和衰退的进程各不相同，自然养生保健的方法与要求也各不相同。

从受精卵开始，细胞就时刻处于新陈代谢过程之中，从出生到25岁是生命成长的高峰期，30岁后才逐渐出现衰退，即便在这一阶段，你虽身强力壮，但若生活方式不健康，照样会造成平衡失调，肥胖、"三高""空调病""运动不足病"等照犯，甚至糖尿病、心血管病也会找上门来。可见，养生不管你处于何种年龄都马虎不得。

到了中年期，虽是年富力强，但机体新陈代谢水平已步入平稳的转折阶段，开始有"力不从心、入不敷出"的感觉，抵抗力也开始走下坡路了，尤其是女性已进入"多事之秋"，各种慢病开始"找人"，诸多隐患已经"埋伏"。此时单靠"食养"已远不能满足生理的需求，的确到了"重振根基"的重要阶段，"食疗"当之无愧应提上议事日程，各种养生保健措施乃至生活方式均应从实际出发作出必要调整，否则到了老年"亡羊补牢"可能晚矣！

步入老年期，机体生理功能进入了"退行性变化时期"。此时，生命细胞总数和细胞内的"线粒体"数量均将减少近半，微循环也发生了较严重的障碍，机体的新陈代谢速率明显降低，抵抗力也明显下降，随着消化吸收功能减弱，胃口变少，单靠饮食供给的营养和能量已远供不应求，而代谢的废物却大量增多，体内的氧自由基、体外环境污染无处不在，自由基会"里应外合"对细胞进行疯狂的攻击，而老年期又恰是体内抗氧化资源不足，自我防御能力下降之时，可以说这时的机体正是处于一个十分尴尬、无奈的状态，随着生命活力的降低，机体生命平衡出现了诸多的失衡，从而不仅加快了衰老的进程，而且各种退行性慢性疾病也会接踵而至。

由此可见，生命衰老的过程，就是一个氧化与抗氧化、衰老与抗衰老的过程，或者说是生命平衡动态调节的运作与发展变化的过程，也是微循环障碍不断发展的过程。正如世界著名营养学家霍尔福德所说："你的抗氧化剂营养状况是最重要的数据，能够预测你的生理年龄和预期寿限。抗氧化剂的摄入量与自由基的量之间的平衡，可以毫不夸张地视为是生与死的平衡。"由此看来，老年期必然也就进入了一个养生与保健的关键时期。美国医学博士雷·斯特丹在《别让不懂营养学的医生害了你》一书中明确指出："营养补充剂为了保持健康并非治疗疾病。当给身体提供每日基础需要量的营养即营养细胞时，你的天然防御系统得到了优化，这就给重新控制氧化应激制造了最佳的机会。不仅天然免疫系统得到了优化，而且天然抗氧化系统和天然修复系统也得到了优化。如果身体获得了能够使其工作的最佳营养水平，它就拥有了神奇的自愈力。"这就清楚地表明，步入中老年后，尤其是高龄老人，应及时补充必需的高蛋白食物、活性蛋白和抗氧化营养保健品，来提高机体的微循环水平和抵抗力，来抗击、中和自由基的伤害，增强体质，改善生活质量是势在必行，更是健康长寿所必不可缺的，是行之有效的。

前些年，保健品公司到处开"专家讲座"，把保健品功能吹得比药还"灵"，不少老人被忽悠上当受骗；可后来，新闻媒体又反过来彻底否定一棍子打死，这样左右摇摆，刮风跟风，不分明是愚弄盲目无知的老年人吗？

养生保健是"未雨绸缪"，生病治病是"亡羊补牢"。医学研究表明，70%的慢病是吃出来的，世上大多数健康问题可以通过自愈能力来解决；医学不是万能的，许多时候医生也很无奈；这世上除了上当受骗，还真没看到投资健康而一贫如洗的，但不懂养生，一旦得了病，住进医院就可能倾家荡产，甚至人财两空；要学会对自己的健康负责，有了知识，自己才是最好的医生，有了知识，健康的主动权才能掌握在自己手上。人生如赛场，会养生健康才有保障。

养生保健与防病抗衰的关系，就好比是此岸与彼岸的关系，要过河没有桥或船不行，这个"桥"或"船"，就是养生的方法。那么，如何养呢？世界卫生组织的16字法则"合理饮食、适度运动、戒烟少酒、心理平衡"早已指明。世界卫生组织还指出：世界上没有100%健康的人，健康者只占5%，20%有病，75%处于亚健康。经验教训告诉人们，金钱买不来健康，唯有拥有健康的知识才能更好地管理自己的健康资源。疾病是生命的平衡被打破了，是机体的细胞得病了，与此同时，千万别低估了机体的自我修复能力，也就是自愈力。有病是常态，无病是意外，病的轻重要从内外因去找；人既是生物的人、自然的人，也是社会的人，其健康状况如何，既要从自然，从社会，从人与人之间的关系去找，更是同个人的心态息息相关。所以，养生要突出个性，要从个人需要出发，找出适合自己的规律，切不可人云亦云，盲目跟从，这方面的教训实在太多，弄不好又拿"专家"的话"对号入座"，不小心又会被误导！"专家"的讲法很多，一会儿讲生命在于进补，一会说生命在于运动，可另一位专家又说生命在于少动或不动，一会儿说要多吃素，过一会又说要多吃肉，各有各的理，讲起来都是头头是道，到底哪个对？哪个错？听谁的好？这不又把老年人弄得莫名其妙了！所以养生要靠科学知识来武装的，难怪世界卫生组织所说，许多时候都是病于无知，死于无知。养生知识普及与提高实在太重要了，现在各省市的养生知识大讲堂办得非常好，没有健康，那来小康！

养生之道是中医学宝库中一大瑰宝，是到了大声疾呼该返璞归真、回归自然了！以自然之道，养自然之身，天人合一，药食同源，三分治疗，七分调养，医养结合，生态平衡，平衡养生，健康之道，适合自己的就是最好的，该吃就吃，该动就动，劳逸适度，心理平衡，信心百倍，健康自来。

第七章　平衡生活超百岁

健康长寿，这是人类与生俱有的向往与追求。自古以来，人们最大的愿望就是"形与神俱，度百岁"，用今天的话讲，就是身心健康活百岁。

可是，从古到今活百岁者却是凤毛麟角，对绝大多数人来说始终是个难圆的梦。即便是历朝历代的皇帝，到处寻找"长生不老"的秘方，但长寿者仍是极少数。难怪唐代诗人杜甫，在诗中感叹"人生七十古来稀"，当时人均寿命才28.5岁，杜甫自己活到58岁已属长寿的了。直到中华人民共和国成立前，我国人均寿命也才35岁。可是，当今时代不同了，随着社会科学的进步，人民生活水平的提高，医疗条件的改善，尤其是人们健康观念的转变，从来没有像今天这样重视健康，讲究健康，投资健康。到21世纪初，我国人均寿命已超过70岁，"古来稀"已变成不稀奇。在这太平盛世的年代里，健康长寿更是人们追求幸福生活的头等大事。同时，科学也证明，寿逾百岁，已不再是什么高不可攀的奢望，而是经过努力可以争取达到的理想境界。

据我国1982年第三次人口普查，百岁以上老人为3 851人，至2020年第七次人口普查，百岁以上老人已超过4万人，增加了10倍。据相关部门统计，2015年百岁老人已达5.4万多。世界各国统计表明，全球人均寿命比200年前翻了一番，百岁以上老人每10年递增11%。可见，人的寿命会随着社会和科学的发展而与日俱增。尽管"长生不老"不可求，但增强体质，延缓衰老，延长寿命，追求健康长寿完全是可求的。

在此，当我们探讨如何平衡养生超百岁之前，先从理论和实际结合上对能不能活百岁、想不想活百岁及敢不敢活百岁的话题先做些讨论，尔后再进一步探讨怎样活百岁？

一、能不能活百岁

正确的理念是行动的先导。如果活百岁既不科学，又不客观，就不存在探讨的必要。所以，在探究主题之前，先解决这个认识问题。

（1）"寿逾百岁"是有科学依据的，现实生活中诸多的"百岁寿星"是最有力的佐证。

中医学第一部医典《黄帝内经》有这么一段精辟的论述："上古之人，其知道者，法于阴阳，和于术数，食饮有节，起居有常，不妄作劳，故能行与神俱，而尽终其天年，度百岁乃去。"2000多年前老祖宗就清楚讲明"尽终其天年，度百岁乃去"是可以达到的，并指明了长寿的大方向。它所讲的"知道者"，是指懂得养生之"道"的人，也就是懂得养生规律的人（请注意，懂养生规律属头条）；"法于阴阳"，是讲养生大法一定要天人相应，阴阳平衡；"和于术数"是讲养生方法不知其"数"，而"和"必在其中，这是中华文化和中医养生学的一大特色，要讲和谐，讲中和，讲中庸；"食饮有节，起居有常，不忘作劳"，这里着重点明三个要把握的要点，强调养生一定要讲究个"度"，要讲究生理节律，讲究生活规律，劳逸适度，既不过极，又不可不及；只有这样"行与神俱"，做到形神合一，动静平衡，就能"尽终其天年"活到120岁。就这么短短的45个字，却高度概括了中医养生学之"道"，直至今天，不但适用，若是背离了，就会走偏，甚至会受到惩罚，可见老祖宗智慧之高明与超前。

对能否活百岁，国外的科学研究，同样从不同的侧面论证是没有问题的。

美国科学家海弗列克提出了细胞分裂学说。他用培养法研究人体胚胎成纤维细胞的寿命。从正常人胚胎取得的成纤维细胞进行离体培养，发现细胞可分裂50代，每代分裂时间相当于人的年龄2.4年，故推论人的寿命为50×2.4=120岁。

德国生物学家布丰提出生长系数说，认为人的寿命与成长期是倍数的关系，即人的寿命是其生长期的5倍，人的生长期为25年，即25×5=125岁。

生物学家广泛研究了哺乳动物寿命与性成熟的关系，认为寿命是性成熟的8~10倍，人性成熟最低年龄14岁，即人的寿命为14×（8~10）=112~140岁。

还有脑成熟说，科学家分析认为，人脑发育成熟为25岁，人的寿命相当于脑成熟的5倍，即25×5=125岁。

近年来，跨世纪的"基因工程"，也找到了人类"长寿基因"，证明人的寿命可以达到百岁以上。

以上科学结论和现实中的百岁寿星，均清楚表明，人的寿命"逾百岁"是完全可以达到的。

（2）活百岁同年龄、衰老和疾病密不可分。

社会很现实，当你年龄一到60岁，就退休了，那么退休了是否就等于"老"了呢？社会管理不划个杠杠不行，有一条红线区分开来好执行。可是作为退休者本人，如果自己也认定是"老了"这就难办了！这里，我想先讲一个真实的故事：

有这么一位"老兄"，他50岁前身体非常好，能吃，能睡，又能干，按时上下班，工作热情也很高，朋友相处也很好，家庭生活也称得上美满幸福。50岁那天，夫人为他举行了隆重的生日祝寿，亲朋好友都前来祝贺，当时他真高兴极了，边喝酒边聊天，人逢喜事"千杯少"，可过后越想越不对劲，总觉得自己"老"了，该退休了！由于心情郁闷烦躁，脾气也越来越大，三天两头与夫人吵架。随着心境的恶化，身体每况愈下，多次到医院检查，又没查出病来，医生说他没啥毛病，反而大骂医生是"庸医"。为什么一个健康的人，祝寿之后变得判若两人呢？原来是消极自我暗示把他害苦了，而且病根还在童年。他说，爷爷50岁生日的情景至今仍历历在目，似乎跟他形影不离；爷爷身体很健壮，生日那天，他坐在椅子上，手不停地捋着三寸长的小胡子，乐哈哈地看着儿孙、朋友给他祝寿。可过后不久，爷爷就经常生病，且脾气十分暴躁，再没看到那慈祥的面孔，不到一年就仙逝了。这件事深深地给他打上了"烙印"。生日之后，他每天都联想到自己正在走爷爷的"老路"，心灰意冷地暗示自己正一步步地走向人生的终点。正是这种消极暗示压得他不能自拔，心理十分的痛苦，只有半年时间好像老了二十岁，心灵的衰老，严重地摧残了生理的衰老，连走路都显得"老态龙钟"了！幸好遇上一位心理医生，查明病因，循循善诱给他指明病根，消除了"心病"，过了不久就重振精神，恢复了健康，继续走上工作岗位，直至退休后还在发挥余热。

由此可见，年龄绝非"衰老"的决定因素。因为年龄的确还有心理年龄与生理年龄之分，同样"衰老"也有生理的和心理的衰老两个层面。它们之间既相互联系，又相互影响，只是影响的力度完全不在一个等级上，心理衰老催人老，简直就像"雪崩效应"。上面刚举的这例子就很有说服力，这不得不引起人们的深思！

迄今为止，人们对什么是"衰老"还尚未有明确的界定标准，而且个体差异很大，如单纯以年龄为标准"一刀切"，把"年龄"与"衰老"画等号，肯定不符合客观实际。

现实生活充分表明，每个人的情况都千差万别，有的人老心不老，有的未老先衰了，其中重要因素还在于自己对衰老的认定和别人灌输的影响。如果你认为自己年轻，衰老的进程就会放慢；若你认为老已将至，必然会加快衰老的脚步。生理衰老是人的生理功能随年龄增长会日渐衰退，这是必然的，不可逆转的。但心理衰老则不然，一个人若心理年轻，心态很好，精神面貌就大不一样，随之体态、体形都会发生变化，思维活跃，富有活力，心理年龄与实际年龄上下可相差几十岁。可见对"衰老"的认定，切不可只看岁月的流逝，不看各人的心态和体质，进行简单"对号入座"，若是这样势必会影响人的身心健康，甚至左右衰老的进程。

如果从客观实际出发，人的年龄区分还真有诸多讲究。

通常年龄，都以出生年月为计算标准，但在实际生活中，人们对年龄的区分，还可以进一步细化。如日历年龄、生理年龄、心理年龄、社会年龄、体表年龄及健康年龄等，应当说这些都是客观存在的。

日历年龄，指出生年月，比较简单，方便计算和认定。

生理年龄，以个体各项生理指标的度量为标准。人的衰老程度和衰老的快慢因人而异，差距很大，生理指标会相差悬殊，同龄的人生理功能和健康状况不在同一等级上，所以出生年月与生理年龄不是一回事。生理年龄轻可为"寿逾百岁"增添更多信心。

心理年龄，它以心理状态和精神因素为度量标准。一个人心态的好坏，心境宁静与否，心理是否平衡，会因心理素质的不同而差距甚远。如有的人年纪轻轻，却心理状态显得苍老；反之，有的老年人精神抖擞，"老骥伏枥，志在千里，烈士暮年，壮心不已"。可见心理年轻可让你返老还童，更利身心健康。

社会年龄，它以参加社会工作的时间长短为度量标准。人的社会年龄十分有限，就从大学毕业22岁算起，如果读到博士时间更长，到60岁就退休了，所以工作时间只有30多年，如果除去节假日，一天只8小时工作制，一生社会年龄真的十分暂短，的确应十分珍惜。当然，社会年龄潜力很大，年轻力壮时，可挤出更多时间，努力提高自己的科学文化素养，为社会多做贡献做准备；到了老年，照样可以退而不休奉献出所有的余热，社会上不知有多少老科学家、老教授就是把毕生的精力奉献给自己的祖国！

体表年龄，它以个体容貌、体态、风度、气质为度量标准。由于遗传的基因和后天的教养、修养、仪表、风度等差异，一个人的外表年龄与实际年龄相距很大，有的会相差一二十岁之多。实际上，一个人的仪表、风度、修养也十分重要，不仅社会交往相互尊重的需要，更会影响自己的心态和自信心，"老来俏、老来笑、老来跳"，既会改善你的心态，让你充满活力与自信，让青春常驻，何乐而不为！

健康年龄，以医学检查为"参数"，以身心健康度量为标准。长寿绝非唯一追求的目标，唯有健康才是最终目的，只有在不同年龄阶段，都健健康康地为实现自己的人生目标而奋斗，生活才有质量，人生才有价值，否则失去了健康就意味着失去了生命的价值与意义。

其他年龄形态，还可以列举许多，如虚岁、周岁、公岁、减岁及倒记岁等，这都是老祖宗、老寿星对年龄计算的一些方法。

我国民间对年龄称谓很富有传统文化的色彩，如人之初叫婴儿，不满周岁为襁褓，2~3岁叫孩提（可以举抱了），男孩8岁称龆年（换牙之年），10岁以下为黄口（指像黄嘴小鸟），13~15岁称舞勺之年（可习舞之年），15~20岁称舞象之年（可习武），20岁为弱冠之年（可服兵役）；女孩7岁称髫年（还没髻型），12岁为金钗之年（有固定髻型），13岁为豆蔻年华，15岁为及笄之年（有特定发型），16岁为碧玉年华（指月经始来），到24岁为摽梅之年（女子出嫁年龄）。这些年龄称谓，既反映了生理的发展规律，更反映了一个自然人变成社会人的过程，具有民族风格。

民间对于寿命也有独到称呼，如0~20岁为夭折，21~30岁为短寿，31~40岁为强寿，41~45为艾寿，51~60岁为周寿，61~70岁为稀寿，71~80岁为耋寿，81~90为耄寿。对老年人尊称是70称古稀之年，80称杖朝之年（指80岁老臣可拄着拐杖上期），80~90岁称耄耋之年，100岁为期颐之年（指饮食起居有待子孙奉养照顾了）。这既体现了中华民族尊老的传统美德，又从另一面反映了人的社会化进程。孔老夫子对人生规律的称谓概括更精辟，即三十而立，四十而不惑，五十知天命，六十而耳顺，七十古来稀，这不仅摆脱年龄的局限，更是对人生规律的深刻概括，不单耳目一新，而是对人生本质认识的一个飞跃。

时至今日，古有年龄文化的称谓，人们早已有所淡忘，但传统扶幼尊老的美德不能忘，长幼之序永不会变，各个年龄段的人，各有所长，也各有所短，社会的进步更应扬长避短，传统美德更应发扬！

自然，年龄只是人生旅途中一个标志性的"记号"而已，是方便社会管理的一个"参数"，但不可能反映人的健康与体质，更不能同衰老与疾病相等同。科学的态度当应具体情况，具体分析，然后有针对性地调整自己的养生措施，才更利健康长寿。

随着社会进步发展，人的寿命延长，人们对年龄与衰老的内在联系认识也不断深化。如世界老龄大会，对老龄划分又有新变化，大体把年龄分为5期:56~65岁为准老期，65~85岁为第3年龄期或称户外活动型老人，85~100岁为第4年龄期或称户内活动型老人，百岁以上为第5年龄期，又称超高龄老人。这一新标准，不仅打破了60岁为老的界限，同时还让人心理年轻了10岁。

（3）健康是长寿的唯一目的，没有健康，长寿也就没有任何意义。

对老年人来说，健康是"天大"的事，唯有健康才有未来。但健康没有恩赐，而是要靠科学知识作指导，通过亲身实践和健康管理才能达到。追求健康是目的，但拥有健康却绝非随手可得。正如俗话所说:"兵无常势，水无常形"，年老体弱有病是常态，无病才奇怪，身心健康只能是"动态"的平衡；今天健康了，生活方式一不健康，明天可能就会"滑坡"；你重视健康管理了，健康就会向你招手，你一旦忽视了管理，可能疾病就会找上门来。

老年人的今天与明天没有本质的区别，养老是老年人必须重视的一种健康生活方式。既不要把老年人过度养起来，也不是所有老年人都需要照顾和护理，而是要一切从自身实际出发，量力而行，自强，自立，活出高质量，活得自由又自在；老年人的防病意识，只能加强，不可削弱。当前，普遍现象是对失能、失智者关注得多，而对年老体弱的过问较少；提前预防，提早干预，总比事后抢救护理强得多；健康管理全社会铺开还有一定难度，但重点放在老年群体上完全可办到和办好。如通过对身体综合评估和干预，提前把那些有失能、失智征兆的老人，进行相关知识的辅导与教育，及时采取防范措施，肯定比跌倒了，痴呆了，再抢救要好得多；老年保健与医疗康复密不可分，为什么老年人都期盼住在离医院近一些地方，就是考虑到看病方便些，其实等到这一步已晚了；在平时，医疗还真比不上心态、情绪、饮食、运动及生活方式健康重要；养老光有钱不行，钱存银行只是个"数字"，如果化作营养、通过运动存到"肌肉"里，变成力量，生活质量就大不一样了，只要腿脚有劲头，动了起来"用进废退"，所有失能、包括失智者都可增加自我救赎的期待；那种"饭来开口，衣来伸手"，老来要"享清福"的想法与做法，都是有违"动则通，不动就不通""动则强，不动则弱"的法则。老年人生理功能虽处在退行性变化时期，但并非全方位都衰退，而是衰退与抗衰退并存，机遇与挑战并存，现实生活中，每个老人的健康状况和生活质量差距之大充分说明了这一点。

那么，衡量老年人的健康标准是什么呢？世界卫生组织早就指出，衡量健康的标准不是疾病，而是功能失调。对老年人来说，除了及时防治相关疾病与问题外，最重要的是要关心和维护机体的功能状态，最大限度延缓功能衰老，让自己的身体越晚进入失能状态越好。老年人出现慢病是正常的现象，那种想一味追求没病，或治愈、消失疾病就极不现实，而是要学会与慢病共存。你如果能控制好以下五点：一合理膳食，二规律运动，三慢病管理，四心理健康，五避免失智，那就能很好控衰老进程。如果我们把对疾病的关注，多分一点给膳食、运动、心理健康和健康管理，也许我们的衰老进度就会慢一点，生活质量和健康状态就会好一点。

老年人应抓住这个时机，积极行动起来，不要贪图别人侍候，凡是力所能及的，自己能做的，都要自己尽力去做。从表面看来，似乎吃点苦，受点累，其实是上天给自己一个挑战成长抗衰的机会，这样做的最大好处，可能对挖掘体能，尤其是挖掘智能潜力有无穷的好处。如果你老了，仍对新鲜事物持开放心态，还充满好奇心，可能会有助你延缓心理和生理的衰老；因为对事物失去兴趣，往往意味着你的心理已开始衰老，心理一衰老，势必会加快功能的退化；而好奇心却可引领我们观察、研究新事物，激活脑细胞，分泌各种酶与激素，让机体充满活力与动力。总之，只要人老智不衰，健康状态和生活质量就不会差，延年益寿就大有指望。

老年人应当老有梦想。身体可以老，但精神不能老，意志不能衰，老有所养是生活低层面，更高的追求应当是老有所学，老有所为！外表老真无所谓，稍一打扮不就"老来俏"了，关键是要人老心不老，心老了身体就会伴随衰老，一旦你老态龙钟了，行动也困难了，那才是真的老了。正如哈佛大学心理学家艾伦·朗格说："衰老是一个被灌输的概念，年龄只是一个数字而已，而专注力是对抗岁月的力量。"

（4）活得要潇洒，死得要有尊严。

生老病死这是任何生物都不违背的规律，有生就有老，有老就有病，有病必有死，生与死的循环是新陈代谢的必然结果，也是社会生态大平衡不可或缺的组成部分。打个比喻说，人的生命过程，好比是一场寿命的赛跑，有的人跑不到一半就掉队了，有的快跑到终点了，但"行一百半九十"仍然没跑到呀！真正能跑到终点只是极少数，这都是十分正常的现象。

就常态而言，人的寿命受多种因素制约。世界卫生组织在分析影响健康因素中指出，60%是人的生活方式，15%是遗传因素，两者相加为75%，这可看作是内因，内因是起决定作用的。另外，还有25%是外因，即社会、环境和医疗条件，外因要通过内因起作用。因各个人的情境不同，势必健康状态，以及寿命长短各不相同。正如古话所说："不求同年、同月、同日生，但求同年、同月、同日死。"这种概率几乎微乎其微，因为各人的机体"原件"就千差万别，怎么可能有同样的归宿。通常讲，女性多比男性长寿些，她们的心态、情绪往往比较平稳，生活细节比较注意，相对而言压力、负担要轻一些，再者女性说哭就哭，说笑就笑，排毒渠道也较畅通。世界卫生组织提出的健康"四原则"，凡坚持得好的，肯定比马虎大意、不在乎的要健康长寿。养生本是个人的事，所以必须突出个性，按照矛盾论说法，就是矛盾的普遍性和特殊性的关系。养生的共性，也就是普遍性规律不多，科学家对长寿老人认真调查分析后，认为心态好是最重要的一条。心态一好，一切都会好，心理平衡了，情绪平稳了，遇事想得开，拿得起，放得下，吃得下，睡得香，知足又常乐。同心态紧密相关的是人的性格，俗话说："性格决定命运。"长寿者，通常性格开朗，心胸开阔，豁达乐观；反之，凡心胸狭隘，好计较个人得失耍小心眼的，或者脾气暴躁，情绪波动大的一般寿命都长不了。当然，各人的具体情况不同，个人特点也不同，结果也不同。

既然生老病死是规律，必然就有一个怎么看待病死的问题。常言说得好："活要潇洒，死要有尊严。"但是，在我们的现实生活中，最突出的问题就集中反映在临终前的抢救上。有一种偏见，只要老人还有一口气，就要全力以赴给予救治，似乎这是在讲人道、尽孝道？其实，临终过度抢救，不仅会花费大量人力和物力资源，收不到丝毫效果，而且会给患者造成诸多不必要创伤与痛苦，这同人道、孝道毫不相干。讲人道，就应该在临终前，不再增添不必要的痛苦；尽孝道，贵在平时细节生活多照料，到临终一切都晚了。据资料显示，国人一生75%的医疗费用花在最后几天的无效救治上，这样做到底值不值，的确值得商榷。世界卫生组织曾对老年重症患者，有过三条医疗指导原则：①承认死亡是一种正常的过程；②既不加速，也不延迟死亡；③提供解除临终痛苦不适的方法。英国人在1967年就对重症老人提出了"姑息治疗"的做法，现已成为"死亡质量指数"位居全球第一的国家，这些经验实在值得借鉴与推广。有尊严地死，既不是安乐死，也不是过度抢救在痛苦中煎熬而死，而是安详地死。从严格意义上讲，有尊严的死，仍是生命质量不可或缺的重要组成部分，是一种自然死亡状态，让死亡过程尽量减少痛苦，能尽量安详地结束生命。正如德国一位摄影家所说："一个人如果以尊严的态度和祥和的心情去对待生命离去，那么'死'将不会成为问题。"

二、想不想活百岁

科学与现实都证明，人活百岁不是梦，但如果你自己想都从未想过，梦也未曾做过，哪又不是天上掉下来的馅饼？既没努力方向，又没采取实际行动，那又怎能获得健康长寿呢？尽管活百岁较难达到，除多种因素影响外，可能还同"宿命论"与认知定位不清密切相关。

（1）我国老年人，有不少还相信"生死由命，岁数在天"旧的传统观念。他们长期受固定不变的思维模式所紧箍，如"人生七十古来稀""七十三、八十四，阎王不请自己去"等。如今"古来稀"已不攻自破，而七十三、八十四的阴影却还存在，甚至成了少数人生命健康的一个"坎"，一旦步入这个年龄段，想法就多了起来，有的去算命，有的去烧香求菩萨保佑，若是这种消极的思虑成了一种精神负担，势必会妨碍身心的健康，乃至缩短寿命。有位高龄老人，本来身体都挺好的，能吃、能睡、能玩。可让算命先生那么一算，说"今年有个'坎'，你得小心点"。这下可好，原来在女儿家住得好好的，想到这个"坎"，就非要闹着回乡下老家，结果回到家中，又脏又乱，孤独一人，烧一餐饭吃上几天，思想负担又重，吃不下，睡不着，身体很快就垮了，等儿女再接回来就已晚了，可见多害人！

七十三、八十四的传说虽已久远，其实考究一下历史的渊源，原来七十三是孔子的寿龄，八十四是孟子的寿命。古人之所以这么传说，可能一方面出于对两位圣人的崇敬，另一方面也包含一定的迷信色彩。在过去历史长河中这个年龄是高不可攀的，但这种传说却毫无科学依据。

当然，在古代也有社会高人，明智地看待老年人生，其中突出代表非曹操和孙思邈莫属。三国时期，著名的政治家曹操就明确提出："我命在我不在天"，这对"宿命论"是最有力的挑战，在他的晚年还写诗曰："老骥伏枥，志在千里，烈士暮年，壮心不已。盈缩之期，不但在天，养怡之福，可得永年。"他一生宏图大略，不仅充分显示了一位政治家的英雄本色，而且还是精于气功养生的大家，被后人所赞颂。唐代的医学大家、"药王"孙思邈也有"寿夭休论命，修行在各人"的正确主张，他是这么说的，也是这么做的。据记载他是我国历史上最长寿的医学大家，直到年近百岁时，还著有传世佳作《千金要方》，不仅证明人能活百岁，而且只要勤于用脑，就能人老智不衰。

当今时代，健康与长寿已成为常态，现代人活到八九十岁已一点也不稀奇。正如民间所说："六十小弟弟，七十不稀奇，八十多来兮，九十笑眯眯，百岁终可期。"

另外，在老年人中还有一种"老不中用"的焦虑。心理学认为这是受"回归心理"的影响。客观地讲，老年人的确有诸多不便，衰老总伴随着病痛，社会交往少了，光环与尊重被丢了，失落感与孤独感油然而生，若再遇上经济拮据，子女不孝，生活又不能自理，困难会更多，思虑会更重。正如鲁迅先生所说："青年人当然比老年人幸福，他们是在希望中生活；而老人恰恰相反，是在回忆中，无奈中生活。"

自然，这里就有一个如何看待老年人生的问题。如果你光看到困难的一面，必然会越活焦虑越多，压力会越来越大，越活会越没有信心，那还讲什么快乐人生与健康长寿？反之，你若正确面对自己，认清世界是自己的，与人不相干；记住美好的，值得回忆的；忘记痛苦的，无法挽回的，会给自己添乱的；不要为没有发生的事担忧，没有发生的不一定来，已经发生的担忧也没用，除了增添烦恼忧愁，那还有什么快乐可言？人生苦短，关键在于自己选择，尤其到了暮年，失去了明智的选择，就会迷失前进的方向，更会丢失目标的动力。苦乐两重天，一步错了，步步错，选对了方向，快乐会自来。其实，人生也简单，心态摆正，得之坦然，失之淡然，少些期盼，多些宽容，去留无妨，进退有度，拿得起来，舍得放下，知足常乐，健康常驻，心静如水，心境安宁，心若不动，风又奈何，心若向阳，无畏悲伤，微笑向暖，快乐一生。

（2）生活有目标，长寿概率高。

老年人的生活千万不要稀里糊涂的"混"，一旦失去了方向，失去了动力，"愁一愁，白了头"，衰老的进程就加快。老年人要有一颗平常心，人老了期望值切不可高，期望越高往往失望越大，一切都要从实际出发，量力而行，做一点自己感兴趣的事，帮一点助人为乐的事，以及力所能及的事，这也是晚年人生较为理想的追求与向往。

正如，日本东京大学医学家长期研究结论"生活有目标，长寿概率高"。他们对4.3万名年龄在40~79岁的健康公民进行了7年的跟踪研究，其中60%的人有明确生活目标，5%的人承认没有目标，剩下的难以回答。研究发现，那些宣称自己生活没目标的人当中，7年来有3 000人死于疾病与自杀，患心脑血管病的概率比常人高出1倍，死亡率比有目标的"积极分子"高出50%。研究人员称："积极的心态显然会对免疫系统发挥正面的作用。一个人在退休之后仍要积极参与社会生活，找些事情做，不要心灰意冷，这一点非常重要。"

对此结论，俄罗斯的科学家并不惊讶。科学家早已发现，一个人的生活态度对其身体健康有影响早有定论，只不过日本医学家首次通过实验证明了这一点。的确，人们在生活中有否追求，决定了这个人的心态，进而又直接影响其生理状态。莫斯科国立鲍曼技术大学健康教研室谢米金教授说："健康体现生理、心理和社会等各的个层面，任何一个环节有所缺失，健康都会受损。生活没目标的人容易得心脑血管疾病，这毫不奇怪。这种疾病属于身心疾病，主要是由于心情抑郁而引发的。"

　　心理学家十分认同医学家的观点。你为什么活着？这个问题非常重要。如果你有目标，你就会努力寻找实现目标的途径。如果你没有目标，那么隐藏在你潜意识里自毁机制就会悄悄地启动，你的身体就会每况愈下，结果，"死亡"便成了唯一的"目标"。

　　这里有个极好的例子作佐证。墨西哥有位老人患了癌症，医生说来日已不多。但当他的儿子、儿媳出车祸去世后，他的病却不知什么时候好了？按常理，病情加重恶化才对。可事情却相反。因老人身感自己责任重大，自己不挑这副重担谁还会过问？老人有了明确的新动机、新目标——他得抚养无依无靠的孙子。正是这种超强精神"呼唤"的力量，最终战胜了病魔！

　　（3）百岁不是梦，攀登仍艰难。

　　从60岁步入老年开始到寿逾百岁，如果按10年为一步，还有四大步要登攀，可这四大步共计14 600天，攀登起来就艰难了许多。60~80岁的确是人生的黄金时期，人的精力、体力都能让你活跃在各种舞台上，学习你想学的东西，享受你想过的生活。但到了80岁后，不少老人身体状况发生了质的变化，各器官的功能衰退速度会加快，机体衰老的进程会加速，多种慢病会接踵而来，如果再遇上点什么事，真会让你力不从身照应不暇；到了90岁后，身体还会继续向衰老方向转化，到那时无论是大脑的思维能力，胃肠道的消化吸收能力，特别是手脚的活动能力、平衡能力都会远不如前，那种身不由己，无可奈何的光景，可能就会展现在你的眼前，对此，你必须要有充分的思想准备，否则真会让你措手不及。

比如，原来你熟悉的朋友会一个个离你而去，前辈早已走远，同辈已自顾不暇，晚辈有自己的忙碌，即便是丈夫或妻子也可能提前撤走，面对现实，你必须学会新的选择，是居家养老，找保姆照料，还是进敬老院。

不管你过去有多辉煌，有多大名气，身体有多强壮，但日趋衰老的状态不会改变，照样会让你成为一名普普通通的老年人，照样只能默默无闻地过上老年人的生活，在家柴米油盐酱醋茶，一样也不能缺；进了敬老院只有年龄大小之别，没有高低贵贱之分，不管你是富人，还是穷人，通通都是老年人；不分"这家那家"，通通都是老人家，只有相互尊重，融洽相处，才能其乐融融。

前行路上，还会遇上不少风险：骗子会盯上你的钱包，这是他们涉猎的重点对象，老年人心地善良，难敌骗术诱惑，容易受骗上当，一旦上了圈套就会遭受祸殃。

养生保健陷阱也害人不浅，关怀备至，感动心肠，"专家讲座"头头是道，弄得老年人晕头转向，只要对健康有利，老年人就会自掏腰包，自作主张，处理不妥，家庭就会出现矛盾分歧，难以安康。

更为艰难的是晚年的病痛会缠身不放，你不能认病为敌相对抗，只能与之为友，和平共处又相持，带病养老，与床为伴，回到原点，所不同的是，初到人间是母亲无微不至的温暖与关怀，落幕之前是悲伤离合步履艰难了此生！

总之，人生最后一段路，是步步向上登高，既要有充分思想准备，更要有勇往向前的毅力；只有活到一定的岁数，才会知道，决定人生长度的，从来不是智力，而是身体；人生，就像一场马拉松长跑，上半场拼的是勤奋，下半场拼的是健康。在这个世界，唯有健康不等人，在病痛面人人都平等，在死亡面前众生都一样。有权、有钱都是暂时的，任何诱惑都比不上生命健康的王道。无论英雄心中多有不甘，却不得不向生命低头；认清人生不易，唯有健康才有未来与希望！

三、怎么活百岁？

如果用一句最简练的语言来概括，那就是平衡生活活百岁。

其实，本书《生命重在平衡》的宗旨，就是想比较系统地、全面地探讨平衡生活的科学理念。它通过七章分别探讨：平衡是中医学的根、生理平衡、心理平衡、社会适应平衡，以及平衡失调、平衡管理和平衡生活超百岁，以期达到对健康理念有一种全新的认识。

理念的转变是一种根本性的、方向性的转变。应当说，21世纪是人类追求健康的新世纪，追求健康长寿已经成为世界各国人民的时尚与目标。当然健康与长寿密不可分，但长寿绝非目的，唯有健康才能让生命活出价值，活出意义，活出高质量；反之，若是失去健康，那长寿也就失去了任何的意义，甚至会成为家庭的累赘，社会的负担，"生命诚可贵，健康价更高"，这已成为人们的共同价值取向。

但是，健康绝非上天可以恩赐的，而是要遵循大自然赋予人类"天人合一"的养生之道，认真学习掌握科学养生知识，按照科学生活方式，亲身实践，不断摸索，总结出一套切实符合自己个人生活特点的，行之有效的养生方法，并经过长效健康管理，把健康的主动权牢牢地掌握在自己手里，坚持有序、有度、有节、有律，定能达到健康长寿之目的。

现就如何平衡生活，再强调以下几点。

1. 健康生活必须要有一个好理念

理念问题，可以说是健康观、方法论问题，也就是用什么样的思想观念指导自己健康生活的实践问题，自然是人生过程中必须认真要确立和解决的问题。

长期以来，人们对如何养生，基本上处于自发或自流状态，即便是近年来的健康大讲堂，也未曾对此做过专题的研讨，人们往往是秉承200多年前，法国哲学家伏尔泰"生命在于运动"这句至理名言，当作健康生活的重要理念。但是，随着科学的发展，以及长期的运动实践，已经深感这个提法不够准确和科学。因此，作者经过长期观察、研究与分析才提出"生命重在平衡"的新理念，认为"平衡养生"比较符合生命健康的客观规律，也比较贴近生活实际，理念明确，也便于指导行动实践。

平衡养生的理念，既符合中医学理论的核心，也同现代医学理论一脉相承。中医学认为，人是宇宙的一分子，宇宙之道就是平衡之道，讲究应天之序，顺天而行，阴阳平衡，天人相应，以自然之道，养自然之身。现代医学认为，人是由亿兆个细胞组成，细胞生态平衡了，细胞就健康，细胞健康机体就健康；反之，细胞生态失衡，细胞就致病，细胞一病机体必病。正如希波克拉底所说："患者的医生是患者的本能，医生是辅助本能的。"人的本能是与生俱有的，人体的自我防御、自我修复和自愈能力，就是机体自身的强大的自我平衡能力。由此可见，机体生态平衡是机体健康之本，机体生态平衡了，机体就健康。反之，一旦生态失衡了，机体必然就会致病，直至加速衰老与死亡，这是一条颠扑不破的客观规律。

总之，生命健康之道就是一种平衡养生之道，生命健康就是一种生态平衡的健康。自然，生态健康绝非靠医生、靠药物，靠外来之物可以获得，而是要靠科学的养生理念、养生知识和健康的生活方式，靠不断提高机体的自我防御、自我修复、自我愈合的能力，进而不断提高机体的整体健康水平。归结一句话，宇宙之道在于平衡，生命之道也在于平衡；生态平衡是大自然的根本法则，同样，也是生命平衡的根本法则。这一科学的结论是经过几千年的社会实践得出来的，自然也是生命健康的共识。

2. 健康生活要有一个好心态

心态是心情和情绪的反映。心态好，是心境宁静，心理平衡，是心理健康的集中体现。因此，一个人的心态好坏，不仅对健康长寿有直接的影响，而且同疾病作斗争将起着至关重要的作用。

中医学认为："心为一身之主宰，万物之根本。"所以一个人的心态好坏，将直接或间接地影响到人体生态的平衡；心态平和，心理健康机体免疫功能就会提升，身心就会健康。

不仅如此，好心态更是开发人的巨大心理潜能的"金钥匙"。现代科学研究证明，人的显意识占5%，潜意识占95%，像大科学家爱因斯坦等天才人物，一生中还用不到2%的潜意识力量。在我们每个人的内心深处（潜意识），都有无限的智慧和力量，在佛教称之为如来藏性（佛性），中华文化即称为良知、良心（正能量），一旦被唤醒，就会在任何时间、空间、为我们提供源源不断的新思想、新观念、新力量。

科学表明，我们拥有什么样的心态，世界就会向我们呈现什么样的颜色。成败得失取决于心态。心态好，事则成；心态坏，则事败。心态好，气就正，气正病自愈，这是自我修复、自我防御、自愈力作用的结果。心平气和，心里踏实就是无为（无心），元气就会自动气化身心，调整阴阳平衡。

好心态，能而忘忧，心静如水，物我两忘，身体处于相对平衡状态，有利于人体远离疾病的侵扰；能乐就"无事"，回归本心，潜能就会自然彰显本能的威力。

好心态，乐观开朗能增强大脑中枢神经功能的张力，进而通过自主神经系统、内分泌系统、免疫系统分泌大量的酶与激素，从而极大地提高机体的抵抗力和自愈力。尤其是内啡肽是快乐的激素，能令人获得快乐，提高"自然杀伤"（NK）细胞活性，增强免疫力和自愈力，让心灵获得喜悦、安宁和幸福安康。正如古人所曰："德者昌，仁者寿"的观点均已被心态好的效应所证实。

那么，怎样让自己的心态一天天好起来呢？

我非常赞赏杭州灵隐寺那副对联："人生哪能多如意，万事只求半称心。"这副对联，语言虽朴实无华，却饱含着人生哲理，写尽了人生对人、对事、对心的所有取向与看法，反复研读，反复思考，受益匪浅。

万事只求半称心，关键就在"半称心"上。

"半称心"是一种人生的心态，一种人生的价值取向，一种处世哲学。用林语堂先生的话说，这是"中国人所发现的最健全的生活理想"。

"半称心"它意味着人生知足才能常乐，人生心胸豁达才能随遇而安。

人生几十年，酸甜苦辣咸，各种滋味都有，才叫"人生百味"，否则人生"单味"才是"无味"!

人生不存在十全十美，有遗憾才有生活本色；假如事事称心如意，那还有什么人生追求与奋斗可言?

万事只求"半称心"是不设置太玄的目标，不盲目地去攀比。只求脚踏实地，实事求是，不好高骛远，不生非分之想，不贪非分之财。

人生不易，生活不易，让我们保持一颗平常心，也就是"半称心"，珍惜经过努力得到已有的，摆正心态，不求全责备，通达明智，自知之明，一切从实际出发，奋发努力，争取达到更理想的。

不去强求完美，让人性回归到本真的自我；不苛求自己，不委屈自己，只求活在当下，快乐就在身边。

人生的路上，淡泊名利，不以物喜，不以己悲，不做功利的奴隶，不为凡尘所烦恼，不断净化灵魂，使人生得以升华。

万事只求"半称心"，这不是玩世，这是求是；追求"半称心"的生活，不是无奈和消极，而是一种豁达和智慧。

3. 养生要有健康的生活方式

世界卫生组织在分析影响健康因素时明确指出，生活方式占60%。可见生活方式对个人的健康多么重要，几乎可以说，生活方式健康了，健康的主动权基本上掌握在自己手里了。

生活方式通常指的是，日常生活饮食起居的一些生活细节，如吃、喝、拉、撒、睡、动等，可是就是这些无举轻重的细节，一旦养成了习惯，形成了规律，对健康的影响就大了。英国医生特丽莎·麦克奈尔曾写过一本《长寿:增减寿命的100个因素》

的书，详细分析了各种生活细节对健康长寿的影响。只举几例足以说明，如女人普遍比男人寿高10%左右，除男性雄性激素易产生攻击性和竞争性，压力大，易造成意外死亡外，生活细节往往较马虎，而女性雌性激素却是健康的"保护神"，且生活细节女性比男性要注意得多。夫妻恩爱者增寿4年；一生酗酒折寿12~24年；牛津大学研究证实，坏情绪不断困扰者减寿7~24年；有规律运动者可增寿5年，但长期剧烈运动的运动员的平均寿命才55岁，这好比蜡烛，火势越旺，烧得越快，能量没了，生命终止了；而久坐不动者叫"坐以待毙"，则减寿4岁。还有饮食细节，对健康长寿影响密切，老年人饱食者多病，晚餐吃七分乃至五成饱者利长寿；细嚼慢咽者少得胃病，暴饮暴食者易得暴病；2012年，世界卫生组织发出警告，称肥胖是各种疾病的"发动机"，是全球引起死亡的第五大风险，而肥胖又与生活方式不健康密切相关。细节繁多不再列举了。

尽管各国科学家得出的数据不尽相同，但都足以说明生活方式不健康，对健康长寿影响极大。

美国著名系统学家巴克教授参照沙堆现象提出了"自组织临界性"理论，他强调人体的大部分现象都不能用传统的物理学来解释，那种因果的、简单的、线性的体内现象与疾病的发生发展都解释不了。他认为，复杂系统会突然出现巨变，因为系统中的一部分会影响其他部分，这就像"多米诺骨牌"效应一样，也像"沙堆"一样，最后"一粒沙"就可能使整个沙堆倒塌。

生活方式疾病，同细菌病毒致病原理完全不同，它既不是单线条的，也不是简单叠加的，而是典型的一种"沙堆效应"。它往往不是单一器官出了毛病，而是整个系统发生了故障，防范的关键在于阻断"临界点"的发生。因此，生活方式的有度、有节、有律对健康长寿至关重要，可以在关键时刻起到阻断"临界点"的发生。

那么，何谓健康的生活方式？怎样去落实？

健康生活方式，世界卫生组织精辟概括为16个字："合理饮食、适度运动、戒烟少酒、心理平衡"方向十分明确，关键在于落实。在此，只强调两条：一是制度化、规律化，要成为自觉的行动；二是要讲节制，讲究"度"，既不太过，又不不及，要适度、适中。

4. 生活方式要讲节律、讲规律，要把科学生活方式变成自觉的行动

怎么样讲节律、讲规律呢？形象点讲，要像心脏一样有规律、有节制地收缩与舒张，一生张弛有度，规律运作。17世纪英国作家罗伯特·伯顿指出："我们的身体就像一个时钟，如果一个齿轮不见了，其他也将陷入混乱，整体将会受伤害。人就是在这样值得尊敬的艺术和谐中创造出来的。"人的所有生物节律，都是在天地日月的周期规律变化中形成的，养生就要应天之序，顺天而行，与大自然节律相同步，才能维护生命节律的动态平衡，若是违背了"天人合一"的节律，天长日久势必会"气机一乱，百病丛生"。所以，要想健康长寿颐养天年，首先就要按生物节律，做到有规律生活。

其实，规律生活一点也不复杂，只要坚持抓好"日养生"即可。关键是要一以贯之，持之以恒，天天如此。

日节律，是人生最基础、最重要的节律。人类都过着"日出而作，日落而息"的生活，大自然日夜循环往复，主宰着人

生的节律。

事实上，人的一切生理、心理活动，从细胞分裂、修复、代谢，到激素的分泌都一刻也离不开日夜的节律。正如德国医学家修伏兰所言："由于地球的运转，24小时的周期，影响到所有的生物。同样对人类有着最为显著的影响，所有的疾病，在这期间规律地呈现。也就是说，这是我们自然时间的单位。"正因为这样，所以一天24小时，你的生活方式如何安排，从学习、工作到生活，包括吃、喝、拉、撒、睡、动等都要与生物节律相同步，这是日养生最基本的要求。只要天天保持有规律的生活，习惯成自然，"动力定型"了，健康的"储蓄"就日积月累，自然健康长寿也就有坚实的基础。所以，顺应生物节律养生绝非一句空话，是要从每天做起，常年坚持、年年坚持，定收效匪浅。

其实，老祖宗在2000多年前就提出了"十二时辰养生大法"。其中"子午流注"就明确区分24小时各个经络轮流"当令"的时刻表：胆经23~1点，肝经1~3点，肺经3~5点，大肠经5~7，胃经7~9点，脾经9~11点，心经11~13点，膀胱经15~17点，肾经17~19，心包经19~21点，三焦经21~23点。"当令"既是值班主持工作，又是其养生重点。如肝经和肺经是晚上1点~5点"当令"，这是睡眠的"黄金时间"，这时睡好觉了，一天气血就充足，精力就充沛；否则，生活节律无序，想怎么干就怎么干，时间一久就势必会造成神经生理功能的失调。正如《黄帝内经》明确指出："知道者，法于阴阳，和于术数，食饮有节，起居有常，不妄作劳，故能行与神俱，而尽终其天年，度百岁乃去。"就是说，凡知道养生规律的人都能健康又长寿。老祖宗这些精辟论述，至今仍是我们规律养生的法宝。按照老祖宗的经验，结合现代医学的实际，那么日养生的生活方式按顺序排列，大体要抓那些节律呢？

（1）定时睡眠的节律。

这是人生所有节律中最重要的节律，每天必须睡好"子午觉"。睡眠不仅补充能量，消除疲劳，更重要在于维护大脑"兴奋"与"抑制"的平衡，以及机体细胞代谢、细胞修复，是提高机体免疫力、自愈力最重要的节律。故睡眠可称之健康生活的"大补药"。

（2）饮水的节律。

水为生命之源，人体生命活动一刻也缺不了水。它是参与机体所有生化代谢，维持体内循环稳定，维护细胞生态平衡所不可或缺的营养素之一，也是防病抗衰最关键的要素。作为日养生节律，起床之后第一件事，就是及时补足水，这是补充晚上所消耗的水，稀释血液浓度，同时利于胃肠道及尿道排出有毒有害物质所必不可或缺的要素。除清晨外，老年人每晚睡前和起夜小便时均需喝上适当的水，一天大约8杯水，要定时、分次补充，切不可等口渴时再补，那时就已缺水有损健康了。当然对不同年龄、不同劳动与运动强度，补水量要有增减，而对心肾有疾病的人则需在医生指导下适当减量，以减少其负担。特别值得指出，近年来美国的水科学家对水的功能作用做了深入研究，不但指出水对健康作用非同小可，而且许多疾病就是缺水引起的，饮好水是健康的第一要素，必须高度重视。

（3）大便的节律。

清晨起床，5：00~7：00正好大肠经"当令"，养成按时大便的习惯，及时清除消化残留的废物、毒素，是新陈代谢的一个重要环节。中医学把"二便"畅通作为重要的健康指标，认为体内的湿、热、痰、火、食均可积聚成"毒"，只有及时排出体外，才能保持生态健康。正如晋代医学家葛洪所讲："若要长生，肠中常清；若要不死，肠中无屎。"事实上，许多代谢性疾病，如糖尿病、痛风、肥胖、肿瘤等均与"下水道"不通直接相关。专家认为，吃得"好"未必是好，说不定"富贵病"找上门来，只有排得通才真正好，只有肠通，才能人美，延年益寿。可见，大便节律至关重要，切不可小觑。

（4）定时晨练的节律。

数千年来，我国劳动人民都有清晨习武的好习惯，一日之计在于晨。但近年来，海外回来一些学者持否定态度，提倡傍晚运动，虽有其合理性一面，但又不切合实际。清晨运动多以轻松舒缓为主，几乎不存在剧烈运动。从运动医学分析，下午宜进行竞技运动，故应区分利弊，取其合理部分。要注意季节变化，尤其是冬季夜长昼短，天气寒冷，晨练宜在太阳上升之后进行；尤以隆冬刮风、雾霾、冷空气袭来之时，空气中含有大量的二氧化硫等污染微粒，对健康危害大，特别是高龄老人，要谨防寒冬"三联症"，即"冬天、早晨、强寒流天"，这三项中每一项都会增加心肌缺氧的风险，故现代医学称之为"魔鬼时间"，不能晨出锻炼。但作为正常的中老年人，晨练是一天首次的有氧活动，能通筋活络、疏通气血、锻炼肌力、强筋健骨，各人可根据自己年龄、体质选择适宜的运动，持之以恒，定受益匪浅。

（5）一日三餐定时、定量的节律。

自古以来，中国人有"民以食为天"的说法，所以吃什么，怎么吃，吃多少，一向被老百姓和科学家的重视。的确，会不会吃是人生一大课题。不会吃就会吃出毛病，资料显示70%以上毛病是吃出来的。会吃，吃得科学合理，吃出健康长寿。

我国古人有"早吃好，中吃饱，晚吃少"之说。美国生物学家曾做了个实验，实验者分两组。一组每天只吃一顿早餐，另一组只吃一顿晚餐，两组食物质与量均等，并保证营养需要。经过一段时间实验后，结果早餐组体重有所减轻，而晚餐组反而增加。究其原因，人体内"代谢钟"早晚不同，上午"酵解"作用大，吃进食物多变成能量供消耗使用；晚上"异生"作用大，吃进食物没什么消耗，多变成脂肪储存，令体重增加。由此可见，若平时晚餐吃过迟，且多又好危害极大。科学家测定，人的大脑一天要消耗葡萄糖120克，肌肉要消耗80克，蛋白质量每千克体重需1~1.5克，人体总能量60%~70%来自食物，体内无能源储备，所以每天必须按时进餐，以供所需，故有人形容早餐为"自己吃"，中餐为"工作吃"，晚餐为"敌人吃"，这比喻倒也恰如其分。

（6）定时午睡的节律。

古人早有"睡眠是养生之最大要务"的说法。按睡眠节律，并非只在夜晚入睡，上午9时、下午1时、下午5时这三个节律在老年人身上反应特别明显，到时就想打盹，特别是午睡必不可缺。

生物钟研究表明，人脑处于完全清醒状态，只能维持4~5小时，打盹休息十分必要。午睡不只起"充电"之功，且对心脑血管都有好处，资料表明午睡可减少冠心病病死率30%。英国首相丘吉尔，把午睡称作是二战期间的最好"盟友"。他说："午睡使我能把一天半的工作压缩在一天里完成，大自然从来不要求我毫不松懈，从早8点一直工作到午夜，哪怕只有几分钟的午睡也足以使人重新充满活力。"

（7）定时学习与工作的节律。

人生离不开学习与工作，其效率的高低就是人生价值的体现。如何让学习、工作与健康两不误，这就需要讲究节律与适度，使学习、工作与生物节律相同步。

现实生活中，会学习、会工作的老科学家，其长寿者比比皆是，但英年早逝或折寿者也屡见不鲜。究其原因，就在于会不会按照生物节律安排学习与工作，会不会科学用脑和弹性用脑，会不会劳逸结合、张弛有度。科学已证明，适度紧张有益健康，有利于机体分泌更多脑啡肽和多种酶，有利于新陈代谢及免疫功能的提升。正如有的学者所说，人类并非想象中那样脆弱，紧张而有节奏的工作，正是生活中不可欠缺的重要组成部分，它不仅有利于提高学习和工作的效率，而且还可促使人们趋向整体健康。

5. 要把握好"度"，生活方式要讲究节制，讲究适度

世界卫生组织把养生的生活方式概括为"合理饮食、适度运动、戒烟少酒、心理平衡"十六个字。仔细分析其核心内容均与讲究节制、讲究适度密不可分。

贵在节制，贵在适度，这是古人养生的一个重要原则。"度"就是"分寸""火候"，凡事既不过度，又不能不及，恰到适度，恰到适中，恰到好处。

2000多年前《黄帝内经》开篇就强调，上古之人，只有懂得养生之道，也就是懂得养生规律的人，讲究节律的人，达到形神合一，才能活百岁而乃去。否则，以酒为浆，好逸恶劳，醉以入房，耗尽真元，背离了节律必早夭亡。

唐代孙思邈在近百岁时还写了《千金要方》这部医学巨著。

他养生的最大特点就是讲规律、讲节制，集中到一点就是一个"啬"字。所谓"啬"就是吝啬、小气、讲节制，他时时爱惜自己的精气神，绝不轻易浪费，绝不轻易透支，否则若是任意滥用精气神，到时耗神伤精，力不从心，乃至夭殇折寿；他反复强调，能用三分力，绝不用七分，力气要用在节骨眼上，否则到须用时就会力不从心。他是这样说的，也是这样做的。他不仅是我国最长寿的医学大家，而且亲身实践的养生大家，几百年来一直被人们敬佩与传颂。

历史是一面镜子，古人的许多养生经验都非常值得我们学习与借鉴。

那么怎么讲节制、讲适度呢？现就世界卫生组织概括的生活方式16字方针，分别阐述一些个人的见解，以供读者参考。

（1）合理饮食。

"民以食为天"，是"安生之本"。世界著名的《柳叶刀》杂志明确指出："2000年全球早逝群体中有47%源于饮食失衡"。所以要想健康长寿就首先必须要把好"饮食关"，也就是通常所说的"管好嘴"，以防止"病从口入"，这已是世人的共识。

当前，我国饮食状况，主要是改革开放后，生活方式盲目"西化"，不少先富的人生活好了，吃得过好，动得太少，营养过剩，肥胖率快速上升，"小胖墩"剧增，肥胖是疾病的"起动机"，如果再不"管住嘴"，不重视营养均衡，其危害将极其严重。

怎么合理饮食呢？

从总体来讲，要针对每个人的营养需求，坚持总量控制，均衡营养，荤素搭配，主副食结合，品种每周不少于30种以上，蔬菜杂粮品种越多，颜色越深、越新鲜越好，坚持样样都吃点，样样少吃点，水果每天500克左右，基本上可达到营养均衡的要求。一般来讲，中老年人每天热量摄入量男性2 200千卡左右，女性1 800千卡左右，当然每个人的年龄、体质和劳动强度不同，需求也有区别（1千卡＝4.18千焦）。

对老年人而言，长期以来要求以素食为主，实践证明这是一个很大的误区。随着年龄的增长，机体新陈代谢有一显著特点，即肌肉每年在萎缩减少，而脂肪却在递增。统计数据表明，从30岁开始，每人每年减少肌肉0.23千克，脂肪却增多0.45千克，30~60岁30年累计减少肌肉6.8千克，脂肪却增多13千克。由此引发基础代谢率降低，胰岛素抵抗，2型糖尿病多发。要想减缓老年人肌肉萎缩的进程，保持肌肉强健有力，就必须多吃肉，那种把吃肉与吃脂肪画等号的看法是错误的。老年人按照需求应以高蛋白、低脂肪、多纤维的低热量食品为宜，以食素为主远不能满足蛋白质的需求量（1.5克/千克），蛋白质是细胞代谢与修复的基本原料，是肌肉的最重要的营养素，缺乏蛋白质不仅会降低抵抗力和细胞的修复能力，同时会加快肌肉衰退，腿脚无力，走路蹒跚，平衡力差，易跌跤，对健康威胁大。因此，老年人每天应吃一定数量的鱼、肉、蛋、乳、豆腐等优质蛋白，这对健康长寿大有好处。上海人均寿命排全国第一，除医疗水平较高以外，物资较其他地方更丰富也是一个有利的佐证。

（2）适度运动。

运动是健康必不可缺的重要环节，"一身动则一生强，一家动则一家强。那么如何讲究"节制"运动呢？

总的原则，要把握好两个平衡：即量与度，动与静的平衡。由于年龄、性别的不同，要求各不相同。青春期运动量和运动强度都应较大，可多参与竞技类等无氧运动，以利强肌健体；中年人仍应保持一定的运动强度，以维护肌肉的强健；老年人无论新陈代谢水平，体力状况均远不如前，即应讲究动静平衡，坚持锻炼筋骨，静养生机，动可参与中等强度的有氧运动，如走路、打太极拳、练气功等，动作和缓，刚柔并兼，既练力量，又练平衡，十分适合老年人的体质锻炼，有利提高生活质量。

在此，要特别强调老人双腿力量锻炼的极端重要性。

双腿就像人体的承重墙，坚实的骨骼、强壮的肌肉、灵活的关节构成人腿的"铁三角"。人的一生70%活动和能量消耗都由腿完成，心脏强健必然要靠腿部肌肉强壮有力作支撑；所谓"人老腿先老"，指的是大腿和大脑之间指令的传递速度与准确性都在逐年递减，同时骨骼中有"钢筋"之称钙的大量流失而发生骨质疏松、乃至骨折。据丹麦哥本哈根大学研究发现，只要2周不动，腿部肌肉力量会削弱1/3，相当于衰老四五十年，一旦衰退要恢复就需要相当长的时间。所以防老必须从中年开始，只有练好腿部肌肉的力量，才能有效阻止腿部衰老，即便步入老年，只要重视腿部肌肉锻炼，任何时候都不会晚！

老年人尤其是高龄老人，一定要注重动静结合，静以养心养神，提倡"慢生活"，但切忌久坐不动。因为水不流就成了死水，人不动双脚就会走不动，而且一旦不动或少动，肌肉供血不足会加快萎缩，既不利血液循环，更易导致微循环发生障碍。但运动又必须量力而行，张弛有度，切勿操之过急，可因人、因地、因时制宜，选择适宜项目，只要动起来，哪怕是伸伸腿、弯弯腰都比坐着不动好，动则血通，动则活络筋骨，修炼形体，好处多多。70岁以上的老年人最简便的运动方式就是走路，别再跑步、爬山、爬楼梯了，膝盖老化已承受不起了，照平常走路就行，如果条件许可，光着脚走更好，对脚底上的穴位有很好按摩作用，要求并不高，每天走四五千步就行了，关键在于天天坚持。正如药王孙思邈认为，老年人体力有限，处处都要"省"着点用，用他的话说是个"啬"字，小气点，吝啬点，否则像蜡烛越旺，烧得就越快。慢生活的最大好处是，吃不过量，动不过量，情绪平稳，精神不紧张，新陈代谢减缓了，细胞衰老也缓慢，自然也就有利生命的平衡，有利健康长寿。

还有一点要特别指出的，任何运动都要从个人体质实际出发，绝不攀比。以走路为例，说法颇多，有走一两万步的，有八九千步的，也有四五千步的，没有标准可言，年龄不同，体质不同，走的步数与速度要求也不同。一句话，适合自己的就是最好的，不要人云亦云，不分对象千篇一律。美国科研人员曾对1.8万平均年龄72岁的女性，进行了步行对健康关系的试验。她们佩戴记录设备，记下每天走的步数与速度。5年后参加试验的人中死亡504人，分析结果认为，步行的确有益健康长寿，降低死亡风险。每天走1 000步病死率约下降15%，走4 000步比每天走2 700步约降低40%，每天走7 500步以上，死亡风险也未见继续下降。因此得出结论，每天走4 000~7 500步最利健康长寿，但步速与病死率高低无关；相反，步行速度过快容易引发摔倒甚至骨折。这个试验颇有说服力，值得人们借鉴。

（3）戒烟少酒。

已经讲得十分清楚，烟有百害，人人知道必须戒掉，不用多说，哪怕是二手、三手烟也应避免，这一点尤其对小孩和老年人格外重要。

酒的酒精含量不同，作用也有区别，特别是高度白酒一定要限量，一天不宜超过2两（约100g）。可是朋友一聚会，就"酒逢知己千杯少"，一醉方休才痛快。殊不知，醉酒一次等于生了一场肝炎，酒精可杀死肝细胞，会引起肝硬化，若是反复酗酒，弄不好还会诱发肝癌，这不得不防，千万别图一时的痛快，拿自己身体开玩笑。至于用糯米做的黄酒，含有丰富的氨基酸，具有通经活络之功，但也不宜过量，每次喝上二三两就足够了。若是葡萄酒，可增强抗氧化能力，软化血管，对心血管有益，但每次喝上三四两也足够了。至于啤酒，也不宜多喝，人们不是常说"啤酒肚"吗，有这么个"美誉"就够了，尤其一到炎热夏季，年轻人在一起整箱整箱喝冰啤酒，会损伤脾胃必须小心。《本草纲目》讲酒为"百药之长"，少量活血，好处颇多，但既然酒为"药"的"老大"，就必须限量，必须讲节制，超过了极限，物极必反，酒的烈性更是如此。因为酒精可以杀死脑细胞、肝细胞及精子细胞，其危害之严重可想而知。常说"酒肉朋友"，聚在一起就猛吃猛喝，酒肉无度，这是肥胖的"发源地"，也是百病的"发动机"，大多的胰腺炎及胰腺癌都是暴饮暴食的恶果，的确应警钟长鸣，警惕防范。

（4）心理平衡。

这是四大原则中最难把握的一环，但又是对生命平衡经常起重要作用的环节。中医学认为，百病皆于"心"，心动五脏摇。也可以说，所有的身心疾病都与心态好坏，情绪状态密不可分，情绪是生命的指挥棒，是健康的寒暑表，是癌症的催化剂。因此，调控好情绪，做情绪的主人，绝不当情绪奴隶，对维护健康至关重要。资料表明，心血管病中约60.3%的患者受个体心理情绪因素影响，内分泌患者高达75.4%，消化道患者约占70%以上，癌症患者几乎100%病前都有相当长一段时间受不良抑郁情绪的伤害，可说是"导火索"。不仅如此，心理因素，情绪的好坏同疾病治疗、康复乃至疾病复发都密切相关。研究表明，心理因素影响躯体症状的路径系数为0.79%，可见影响之巨大；而躯体对心理影响仅为0.4%，影响力极有限。换句话说，心理因素的波动对机体影响占7.9分，也就是高达79%。所以，在人生过程中，无论是抗衰老，还是防病、治病都绝不可低估心理、心态的能量与作用。正如，中医学经典所说："心者，五脏六腑之大主也，精神之所舍也""心者，君主之官也，神明出焉。神明则下安，以此养生则寿，殁世不殆；不主神明则十二官危！"由此可见，心理健康，心理平衡是何等之重要。

那么，如何调控自己的心态与情绪呢？在本书第三章"心理平衡"中已详细论述过，在此不再重复。现不妨引证一段中外健康大调查的结论，倒挺有说服力。调查认为，影响健康长寿的因素是多方面的，不仅仅是饮食、锻炼、生活条件，更重要在于心态、人际关系和乐观的性格，也就是心理因素、心理平衡。并且还指出调控的九大途径：

（1）笑是营养素。

（2）"话疗"是特效药。

（3）朋友是不老丹。

（4）宽容是调节器。

（5）奉献是利息。

（6）淡薄是免疫剂。

（7）知足是开心果。

（8）随遇而安是大智慧。

（9）仁慈善良是福根。

这是一段非常有哲理的话，值得推崇与学习。

当然，要保持心理平衡，在日常生活中必须要有一颗平常的心，要乐观开朗，笑口常开；要常怀感恩之心，助人为乐，自得其乐；对人生，对事业要积极向上富有进取之心；当情绪低落或烦躁之时，应学会宣泄、倾诉、转移、疏导，让"情感压阀"畅通无阻，及时消除不必要的烦恼与压力，以维护心理平衡与健康。

综上所述，为了健康，我们对养生方法已做过不少探讨。可是，科学家对百岁老人调查研究后，却仍然没找到什么共性的规律，百岁老人中什么样的人都有，只是女性比男性活得更久些，百岁老寿星也多些。其实，大道至简，一切都要从个人的实际出发，性别不同、年龄不同、体质不同、地域不同、节气不同，养生的需求也就不同。正如国医大师裘裴然先生所说："今人非古人，今病非古病，今药非古药。"一切都不能生搬硬套，刻意追求，"适者则寿"，顺其自然，顺则昌，逆则亡，适合自己的就是最好的，要讲适度，讲平衡，一切过极与不及都有损健康。为什么那些养生学家、医学家、笑星会英年夭折？往往问题出在"度"上没把握好，过极了，就适得其反了！事实上，世上最好的长寿药不是什么"仙丹""灵芝草"，活在当下就要吃饭、睡觉、喝水、唱歌、走路、晒太阳，心胸开阔，笑口常开，就这么简单，这是大自然恩泽人类健康的最好良药！人民大众已经从长期实践中得出结论："民以食为天，喝水是健康的第一要素，睡眠是健康的大补药，走路是健身的最好运动，唱歌是心情舒畅的最好娱乐，晒太阳是最好补钙的良药，最时髦的是在群里经常冒泡（聊天），就能防痴呆！"老年人生活就这么简单，这才是揭秘了多年积累的言简意明的养生结晶！这样看来，养生的最佳状态，也许就是物质生活要简朴，精神生活要丰富，生活越简单就越能顺其自然，精神越丰富就越能懂得生命平衡的真谛!

　　总之，21世纪是人类追求健康长寿的世纪。人类在不断地认识世界的同时，也不断地深化对自身生命科学的认识，科学不断向前发展，知识在不断地更新；为了跟上时代前进的步伐，就必须坚持做到活到老学到老；尤其是对中老年人来说，为了健康长寿，为了提高生活质量，更应学点科学养生的新知识、新理念，树立正确的养生观，并用以指导自己的生活实践；生命不息，学习与探索的脚步永不停止，对于这一点，我们将学无止境，无论何时起步都不晚，它必将让你受益匪浅!